Onco-cardiology
ガイドライン

編　集　**日本臨床腫瘍学会・日本腫瘍循環器学会**

協力学会　日本癌治療学会
日本循環器学会
日本心エコー図学会

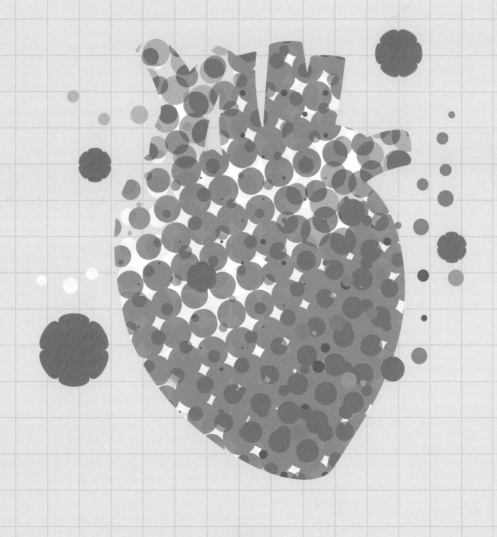

南江堂

発刊にあたって

　がん患者の循環器疾患はがん薬物療法の黎明期からしばしば診療上の問題であった．とりわけ，進行がん患者に抗がん薬を投与する際には，必ずしも全身状態が良好でないこと，高齢者が多いこと，担がん病態は心不全や血栓塞栓症の高リスクであること，蓄積心毒性が問題となるドキソルビシンが当時は数少ない抗がん薬の選択肢であったこと，などがその主な理由であった．その後，高齢化社会を迎えたわが国では，死因の第1位がん（悪性腫瘍），第2位が心疾患となり，心血管系疾患を合併するがん患者が年々増えている．また，2000年以降，進行がんを対象とするがん分子標的治療薬の開発が加速し，一部の薬剤の副作用により，心血管系合併症を有する患者が増加している．このため，進行がん治療に際して，心血管系疾患の診断と治療が以前にも増して重要になった．しかし，これまで循環器医とがん治療医の診療上の連携は十分に行われてこなかったため，診療上の問題は腫瘍学と循環器学の双方の領域でクローズアップされるようになった．このような背景からCardio-oncologyまたはOnco-cardiologyが内外で注目され，本邦では2017年10月に日本腫瘍循環器学会が設立されるにいたった．腫瘍循環器学は，がん治療を最適化するために循環器医とがん治療医が協働で取り組む新しい領域の学問である．

　腫瘍循環器領域には診療上の課題は少なくないが，これまで本邦では診療ガイドラインが作成されなかった．一方，欧米では2016年以降，European Society of Cardiology（ESC），European Society for Medical Oncology（ESMO）やAmerican Society of Clinical Oncology（ASCO）がposition paper，consensus recommendationやpractice guidelineを発表し本邦より先行した積極的な取り組みが行われている．そこで，本邦では日本臨床腫瘍学会と日本腫瘍循環器学会が協働で腫瘍循環器学ガイドラインの作成に着手した．今年，2022 ESC Guidelines on cardio-oncologyの発表後，国内では本ガイドラインの発刊が切望されていたが，このたび，日本初の発刊にいたった．

　本ガイドラインは，日常診療で以前からがん治療医が最も必要としていた心不全や血栓塞栓症に関する診療上の課題を16個のQuestionとして選定し，『Minds診療ガイドライン作成マニュアル2020 ver.3.0』に準拠して作成された．今後，改訂を重ねて不整脈を含め幅広く腫瘍循環器学をカバーするガイドラインを目指す予定である．また，本ガイドラインの刊行により，腫瘍循環器領域の診療上の課題に応えるだけのエビデンスが不十分であることがより明確になった．今後，エビデンスの構築を循環器医とがん治療医が協働で進める必要があろう．

　最後に，本ガイドライン作成ワーキンググループの矢野真吾ワーキンググループ長をはじめとする多くの委員の御尽力と，日本癌治療学会，日本循環器学会および日本心エコー図学会のご協力に深謝する．本ガイドラインが多くの医療従事者に活用され，がん患者の治療成績の向上に寄与することを期待する．

2023年3月

公益社団法人 日本臨床腫瘍学会　理事長
石岡　千加史

発刊にあたって

　近年循環器疾患を発症するがん患者が急増したことにより学際領域である腫瘍循環器学が世界中で注目されている．その理由はとりもなおさずがんの治療が進歩し，がん患者の予後がよくなったことによる．がん研究振興財団の『がんの統計2022』によると，がん患者全体の5年相対生存率は68.9%，10年相対生存率は58.9%であり，大部分のがん種で相対生存率が上昇傾向にある．多くの循環器疾患は加齢によって発症率が上昇するので，がん患者の寿命が延びれば当然循環器疾患を発症しやすくなる．また，がんと循環器疾患には加齢以外に喫煙や肥満，糖尿病など共通のリスクが存在するので，両方の疾患を発症しても不思議ではない．しかし，最も重要なことは，がん自体がリスクとなり脳梗塞や肺血栓塞栓症などを発症することと，がん治療によって循環器疾患が招来されることである．最近では毎年多くの新しい抗がん薬が登場しているが，新しい薬といえどもほとんどすべての抗がん薬に心血管毒性が認められる．その結果，抗がん薬の治療中に高率に高血圧や不整脈，虚血性心疾患，心不全，肺高血圧などになりうる．時には抗がん薬による治療後10年以上も経ってから重症な心不全を発症することもあり，また小児期にがんの治療を受けた人では同胞の10〜15倍虚血性心疾患や心不全を発症しやすくなる．乳がん患者において，発症後9年までは乳がんが死因のトップであるが，それ以降は循環器疾患が乳がんを上回るという報告もある．このような腫瘍循環器の問題は世界共通であるが，世界一の高齢社会となった日本ではとりわけ重要である．そこで2017年，循環器医と腫瘍医が連携して日本腫瘍循環器学会が設立された．日本腫瘍循環器学会では，腫瘍循環器学の啓発・普及・教育，診療体制の整備，疫学研究・臨床研究の推進，病態解明のための基礎研究の推進，産官学連携の推進など様々な取り組みを行っているが，そのなかでも重要な取り組みのひとつが診療指針としてのガイドラインの策定である．今回，日本臨床腫瘍学会，日本腫瘍循環器学会，日本癌治療学会，日本循環器学会，日本心エコー図学会が協力してガイドライン作成の計画を立て，日本臨床腫瘍学会，日本腫瘍循環器学会の共同編集として『Onco-cardiology ガイドライン』が発刊された．循環器医と腫瘍医とが重要と考える課題を取り上げ，双方の見地から実臨床に役立つことを第一に考え，『Minds 診療ガイドライン作成マニュアル 2020 ver.3.0』に沿って作成した．腫瘍循環器に関しては世界的にもまだエビデンスといえるものが少ないなか，循環器と腫瘍の専門家が英知を結集して作成した本ガイドラインは，現時点における最良の腫瘍循環器の診療ガイドである．ガイドラインを作成していただいた先生方に心より感謝申し上げるとともに，本ガイドラインが腫瘍循環器の診療に役立ち，循環器疾患を発症することなくがんの治療が十分行われることを心より祈念する．

　2023 年 3 月

一般社団法人 日本腫瘍循環器学会　理事長

小室　一成

発刊によせて

　本邦において悪性新生物は長く死亡原因の1位を占め，いまだ国民保健にとっての大きな課題です．その対策に多くの努力が払われた結果，診断技術と，手術，放射線治療，薬物療法などの様々な治療モダリティの進歩がもたらされ，がん患者の治療成績は向上しました．特に薬物療法ではこの20年間に，殺細胞性抗がん薬に加え，分子標的治療薬，免疫チェックポイント阻害薬，CAR-T療法などの細胞療法が登場し，切除不能進行・再発がんであっても，長期の生存が可能となってきました．一方で，高齢のがん患者，あるいは様々な合併症を有するがん患者に遭遇する機会が増すとともに，新規治療に伴う新たな副作用，特に心血管疾患の発症が大きな問題点として注目されてきています．

　がん治療において心血管疾患の合併は，がんに対する必要な治療実施の妨げになる可能性があり，心血管疾患が予後を決める事態も起こりえます．さらにはがんを克服したサバイバーの生活の質の低下をもたらす例もみられます．それゆえに，心血管疾患の発症を予防し，また早期に適切に診断治療していくことが求められています．そこには腫瘍医と循環器医の専門的な協力が必須です．この両者が協働で取り組む新たな学問領域として腫瘍循環器学が生まれ，2016年に欧州心臓病学会が腫瘍循環器領域に関する声明を，2017年には米国臨床腫瘍学会が診療ガイドラインを発表するなど，世界的にもその重要性が注目されていました．日本臨床腫瘍学会においても，2018年に本邦の実臨床に利用できる腫瘍循環器領域のガイドラインの作成に着手し，2019年に日本腫瘍循環器学会と合同で作成することが決定し，同時に日本癌治療学会，日本循環器学会，日本心エコー図学会の協力も仰いだ力強い布陣で作成が進められました．

　腫瘍循環器学という領域は，それぞれ独自の診断，治療法に基づく診療体系を有する循環器内科学と腫瘍内科学の両分野にかかわることから，これまで診療における共通のコンセンサスを得ることには困難がありました．臨床試験においても，当該分野以外の疾患を合併する症例は除外されるためエビデンスが限られるという問題があります．また治療を行う臨床指標として，がん治療継続を目指す腫瘍医は症候性心不全を重視する一方，循環器医は心不全の悪化を避けるために無症候性心機能低下やリスク因子により注意を払ってきたという違いもありました．そのなかで作成ワーキンググループでは，がん治療完遂，サバイバーの予後向上という目標を共有し，用語を統一するなどの基盤となる作業が行われ，その結果，がん薬物療法前の心機能評価の重要性，薬物療法中の心血管イベントを生じた患者に対するがん薬物療法実施の基本的な考え方をはじめとして，日常臨床で遭遇するがん薬物療法に伴う心血管疾患への具体的なアプローチの方法がClinical Question（CQ）に対する推奨として明確にまとめられました．学際領域の診療ガイドラインを作成するために献身的な努力をいただきました矢野真吾作成ワーキンググループ長をはじめ，各学会から参加くださったすべての委員，協力委員，作成支援の皆様に心より感謝申し上げます．本ガイドラインががんと心血管疾患の臨床現場でなくてはならない指針となることを信じております．

2023年3月

公益社団法人 日本臨床腫瘍学会　ガイドライン委員長

馬場　英司

発刊によせて

　腫瘍医にとって，腫瘍循環器学との付き合いは長い．ダウノルビシンは 1970 年 8 月に，ドキソルビシンは 1975 年 3 月に承認販売されたアントラサイクリン系薬剤である．現在でも非ホジキンリンパ腫の CHOP 療法，急性骨髄性白血病の寛解導入療法，乳がんの AC 療法など多くのがん薬物療法で用いられている．高い抗腫瘍効果を示し，特に血液疾患では治癒をもたらす可能性がある．一方，骨髄抑制，消化器毒性，心毒性などの副作用をきたすことが知られている．アントラサイクリン系薬剤は酸化ストレスなどにより直接心筋障害を惹起するため心毒性は非可逆性になることが多く，発現すると患者の QOL は著しく低下する．また，アントラサイクリン系薬剤の継続が困難になるため，原疾患の予後にも影響を及ぼす．腫瘍医は抗がん薬の累積投与量を遵守し，がん治療前から心血管合併症のリスクを管理し，がん治療中はがん治療関連心機能障害のモニタリングを行い，心毒性の早期診断・治療に努めている．一方，可逆性の心毒性をきたす抗 HER2 薬やカルフィルゾミブ，劇症型心筋炎を発症する免疫チェックポイント阻害薬，不整脈または肺高血圧を誘発する分子標的治療薬などが使用されるようになり，薬剤に応じた多様な対応が必要になってきた．

　本邦では 2017 年 10 月に日本腫瘍循環器学会が設立された．その後，日本臨床腫瘍学会と日本腫瘍循環器学会が腫瘍循環器領域のガイドラインの作成を計画し，2019 年に本ガイドラインの作成委員会が組織された．ガイドライン作成委員は 13 人の作成委員，15 人の作成協力委員，3 人の評価委員で構成される．2019 年 7 月に第 1 回作成委員会を開催し，本ガイドラインはMinds の診療ガイドラインの作成プロセスに準拠して作成することを決定した．作成委員会は重要臨床課題 10 項目を選定し，構成要素（PICO）を抽出し，16 の Question を設定した．システマティックレビューにてエビデンスの評価ができる Clinical Question（CQ）は 5 つにとどまることが明らかになり，他の Question は Future Research Question（FRQ）または Background Question（BQ）とし，CQ と区別してステートメントと解説文を記載した．このように，腫瘍循環器学はエビデンスが少ない領域である．しかし，逆に考えると研究課題が豊富な学問でもある．本ガイドラインはエビデンスを提示するだけではなく，本邦の実臨床に沿った内容を解説するように心がけた．『Onco-cardiology ガイドライン』初版が，腫瘍医および循環器医で広く用いられ，がん患者の予後と QOL の改善の助けになることを期待する．

2023 年 3 月

一般社団法人 日本腫瘍循環器学会　ガイドライン作成委員長

矢野　真吾

目 次

総説

1. 本ガイドラインの概要 ……………………………………………………………………… 2
2. 腫瘍循環器学の概念 ……………………………………………………………………… 13
3. 腫瘍循環器外来の役割 …………………………………………………………………… 16
4. がん診療における循環器医との連携 …………………………………………………… 22
5. 「がん治療後の心機能マネジメント」に関して ……………………………………… 23

Question

CQ 1 がん薬物療法中の患者の定期的な心エコー図検査で，GLS（global longitudinal strain）の計測が推奨されるか？ …………………………………………………… 28

BQ 2 がん薬物療法中に心血管イベントを発症した患者に対して，がん薬物療法を継続することは推奨されるか？ ……………………………………………………… 31

CQ 3 心血管疾患の合併のある HER2 陽性乳がん患者に対してトラスツズマブおよびペルツズマブ投与は推奨されるか？ ………………………………………………… 33

BQ 4 血管新生阻害薬投与中の患者に対し，血圧管理が必要か？ …………………… 36

CQ 5-1 プロテアソーム阻害薬（カルフィルゾミブ）を投与する多発性骨髄腫患者に対して心臓評価は推奨されるか？ ……………………………………………… 39

FRQ 5-2 心機能低下のある多発性骨髄腫患者にはカルフィルゾミブよりもボルテゾミブ，イキサゾミブ投与が推奨されるか？ ……………………………………… 45

FRQ 6-1 免疫チェックポイント阻害薬（immune checkpoint inhibitor：ICI）投与中の心筋障害診断のスクリーニングは有用か？ ………………………………… 49

BQ 6-2 免疫チェックポイント阻害薬（immune checkpoint inhibitor：ICI）による心筋障害発症時，その治療としてステロイド療法は有用か？ …………………… 53

FRQ 7-1 がん薬物療法に伴う静脈血栓塞栓症（venous thromboembolism：VTE）の診療にバイオマーカーは推奨されるか？ …………………………………………… 56

CQ 7-2 がん薬物療法に伴い静脈血栓塞栓症（venous thromboembolism：VTE）を発症した患者に抗凝固療法は推奨されるか？ ……………………………………… 59

BQ 8-1 がん薬物療法中に経胸壁心臓超音波検査による肺高血圧症のスクリーニングは推奨されるか？ ……………………………………………………………… 63

FRQ 8-2 がん薬物療法による肺高血圧症に早期の肺血管拡張薬は有効か？ ………… 66

CQ 9-1 心毒性のあるがん薬物療法を行う患者に対して定期的な心臓評価は推奨されるか？ ………………………………………………………………………………… 68

BQ 9-2　　がん薬物療法を行う器質的心疾患を有する心不全患者に対して定期的な心臓評価
　　　　　　は推奨されるか？　………………………………………………………………73

FRQ 9-3　がん薬物療法を行うステージ B 心不全患者に対して循環器専門医の併診は推奨さ
　　　　　　れるか？　……………………………………………………………………………75

FRQ 10　　がん薬物療法として心毒性のある薬剤の投与時に心保護目的に心保護薬［アンジオ
　　　　　　テンシン II 受容体拮抗薬（ARB），アンジオテンシン変換酵素（ACE）阻害薬，
　　　　　　β遮断薬など，デクスラゾキサン以外］の投与は有用か？　………………………77

索引　………………………………………………………………………………………………80

総説

1. 本ガイドラインの概要

　人口動態統計月報年計（概数）の概況によると[1]，日本人の死因の第1位は悪性新生物（腫瘍）で，令和3年（2021年）の死亡者数は38万1,497人であった．第2位は心疾患（高血圧性を除く）の21万4,623人で，悪性新生物（腫瘍）と心疾患（高血圧性を除く）を合わせると，人口10万人対の死亡率は40%超と試算される．一方，がん医療の進歩は目覚ましく，がん患者の生存率は年々向上している．それに伴い，心血管疾患のリスクを有するがん患者が増加していること，一部のがん薬物療法や放射線療法は心血管疾患発症の要因になることより，がん患者における心血管疾患のマネジメントは重要である．

　腫瘍循環器学は，がん治療を最適化するために循環器医と腫瘍医が連携して取り組む新しい領域の学問である．本邦では2017年10月に日本腫瘍循環器学会が設立され，循環器医と腫瘍医が協働で学会を運営し，2020年11月には『腫瘍循環器診療ハンドブック』を発刊した．欧米では，2016年に欧州心臓病学会（European Society of Cardiology：ESC）が腫瘍循環器領域のposition paper[2]を，2017年に米国臨床腫瘍学会（American Society of Clinical Oncology：ASCO）がpractice guideline[3]を，2020年に欧州臨床腫瘍学会（European Society for Medical Oncology：ESMO)[4]がconsensus recommendationを，2022年にESCが診療ガイドライン[5]を公表している．しかし，本邦と欧米では医療保険が適用される医薬品が異なるため，必ずしも欧米のガイドラインに沿った診療を日本で行うことはできない．そこで，日本臨床腫瘍学会，日本腫瘍循環器学会，日本癌治療学会，日本循環器学会，日本心エコー図学会が協力し，本邦のOnco-cardiologyガイドラインの作成に取り組むことが計画された．循環器医と腫瘍医が議論し重要臨床課題を取り上げ，エビデンスと日本の実臨床に即した診療の双方の見地から推奨文を作成し，日本臨床腫瘍学会と日本腫瘍循環器学会の共編による診療ガイドラインとして刊行することとなった．

　Medical Information Distribution Service（Minds）は，質の高い診療ガイドラインの普及を通じて，患者と医療者の意思決定を支援し，医療の質の向上を図ることを目的としたEBM普及推進事業である．Mindsの事業のひとつとして診療ガイドラインの作成支援があり，本ガイドラインは『Minds診療ガイドライン作成マニュアル2020 ver.3.0』に準拠して作成した．本ガイドラインが広く用いられ，がん診療の一助となり，がん患者の予後の改善につながることを期待する．

1）ガイドラインの目的

　腫瘍循環器学は，がん診療において心機能を正確に評価し，心血管疾患に対して適切な治療を行うことにより，症候性心血管疾患の発症率，心血管疾患に伴う死亡率を低下させることと，心血管疾患を管理することによりがん治療を可能な限り継続することを目的としている．本ガイドラインにより，がん患者の全生存率とquality of life（QOL）を改善することが期待される．益と害のバランスをエビデンスに基づいて評価し，患者と医療者の意思決定を支援することを

意図とした.

2) ガイドラインの対象範囲，想定利用者

　本ガイドラインが対象とする主な利用者は，がん薬物療法または腫瘍循環器に携わる医療従事者（医師，薬剤師，看護師など）である．がん薬物療法を受ける成人患者やその家族，がんサバイバーを診療する家庭医にも参考になるように配慮した.

3) 診療ガイドラインの作成方法

(1) 重要臨床課題の選定
　ガイドライン作成委員で以下の重要臨床課題を取り上げた.
　　1：がん薬物療法中の心機能のモニター
　　2：心血管イベントを発症した患者に対する薬物療法の選択
　　3：トラスツズマブのマネジメント
　　4：血管新生阻害薬のマネジメント
　　5：プロテアソーム阻害薬のマネジメント
　　6：免疫チェックポイント阻害薬のマネジメント
　　7：がん薬物療法における静脈血栓塞栓症のマネジメント
　　8：がん薬物療法における肺高血圧症のマネジメント
　　9：心毒性を有するがん薬物療法のマネジメント
　　10：がん薬物療法における心血管イベントの予防

(2) CQ，FRQ，BQ の作成
　CQ（Clinical Question）：CQ の作成は『Minds 診療ガイドライン作成マニュアル 2020 ver.3.0』に準拠した．CQ の構成要素を PICO（P：Patients，I：Intervention，C：Comparisons，O：Outcomes）の形式で抽出し，ひとつの疑問文で記載した.
　FRQ（Future Research Question）：エビデンスが不足しているためシステマティックレビューに進めなかったが，今後の重要な課題と考える Question について，現状の考えかたを記載した.
　BQ（Background Question）：基本的な知識で臨床に広く行われている内容であり，今後新たなエビデンスが出てくる可能性は少ないと考えられるものを BQ と位置づけ概説した.

(3) 文献検索
　日本医学図書館協会の協力のもと，PubMed，医中誌を検索した．エビデンスの少ない領域のため対象年代は設定しなかった．原則としてランダム化比較試験と観察研究の論文を採用し，アウトカムによっては症例集積研究も採用した.
　一次スクリーニングでは文献の論題・抄録から CQ に合致しない論文を除外した．必要に応じてハンドサーチで重要な文献の有無を検索した．二次スクリーニングでアウトカムごとに採用する文献を決定した.

(4) 推奨文の作成

『Minds 診療ガイドライン作成マニュアル 2020 ver.3.0』に準拠して，Question ごとにシステマティックレビュー（SR）を行った．アウトカム全般に関する全体的なエビデンスの確実性を4段階で評価し（表1），益と害のバランスを考慮して，推奨文を作成した．FRQ と BQ については，推奨草案を作成せずステートメントを作成した．

表1　エビデンス総体のエビデンスの確実性（質）	
A（強）：	効果の推定値に強く確信がある
B（中）：	効果の推定値に中程度の確信がある
C（弱）：	効果の推定値に対する確信は限定的である
D（非常に弱）：	効果の推定値がほとんど確信できない

(5) 推奨の決定

評価されたエビデンスに基づいて，CQ に対する推奨（推奨する，推奨しない）とそのレベル（強い，弱い）を決定した（表2）．推奨の決定は，ガイドライン作成委員で投票を行い，70%以上の合意が得られたものを採択した．合意が得られなかった場合は，議論を行ったあとの再投票を行うことを規定とした．

表2　推奨の強さ	
強い：	強く推奨する
弱い：	弱く提案する

4) ガイドラインの作成資金

本ガイドラインは，日本臨床腫瘍学会，日本腫瘍循環器学会，日本癌治療学会，日本循環器学会，日本心エコー図学会がすべてその作成資金の提供団体であり，他企業からの資金提供はない．

5) ガイドラインの改訂について

本ガイドラインの出版後，引き続き本ガイドライン改訂ワーキンググループでの活動を継続し，最新のエビデンスの情報収集に努める．2022 年に European Society of Cardiology は European Hematology Association，European Society for Therapeutic Radiology and Oncology，International Cardio-Oncology Society と協働でガイドラインを公表したこと，また今回のガイドラインでは不整脈やがんサバイバーなど領域のシステマティックレビューを行っていないことより，日本臨床腫瘍学会ガイドライン委員会では3〜4年を目途に本ガイドラインの改訂を予定している．

6) 外部評価

　公表に先立って外部評価委員の査読を得た．また日本臨床腫瘍学会，日本腫瘍循環器学会，日本癌治療学会，日本循環器学会，日本心エコー図学会，日本血液学会に対してパブリックコメントを募集した．得られたコメントに対して，ガイドライン作成委員会で対応を討議し，本ガイドラインに反映した．

7) 「Onco-cardiology ガイドライン」の利益相反事項の開示

　本ガイドラインは，日本医学会が定めた「診療ガイドライン策定参加資格基準ガイダンス（平成 29 年 3 月）」に準拠したうえで作成された．報告対象とする企業等（以下，報告対象企業等とする）は，医薬品・医療機器メーカー等医療関係企業一般並びに医療関係研究機関等の企業・組織・団体とし，医学研究等に研究資金を提供する活動もしくは医学・医療に関わる活動をしている法人・団体等も含めた．

　＜利益相反事項開示項目＞　該当する場合具体的な企業名（団体名）を記載，該当しない場合は "該当なし" と記載する．

　■COI 自己申告項目

---

1. 本務以外に団体の職員，顧問職等の報酬として，年間 100 万円以上受領している報告対象企業名
2. 株の保有と，その株式から得られた利益として，年間 100 万円以上受領している報告対象企業名
3. 特許権使用料の報酬として，年間 100 万円以上受領している報告対象企業名
4. 会議の出席（発表，助言など）に対する講演料や日当として，年間 50 万円以上受領している報告対象企業名
5. パンフレット，座談会記事等に対する原稿料として，年間 50 万円以上受領している報告対象企業名
6. 年間 100 万円以上の研究費（産学共同研究，受諾研究，治験など）を受領している報告対象企業名
7. 年間 100 万円以上の奨学（奨励）寄附金を受領している，または，寄付講座に属している場合の報告対象企業名
8. 訴訟等に際して顧問料及び謝礼として年間 100 万円以上受領している報告対象企業名
9. 年間 5 万円以上の旅行，贈答品などの報告対象企業名

次ページに本ガイドラインの作成にあたった委員の利益相反状態を開示する．

作成委員

氏名（所属機関）	利益相反開示項目				
	開示項目1	開示項目2	開示項目3	開示項目4	開示項目5
	開示項目6	開示項目7	開示項目8	開示項目9	ー
赤澤 宏（東京大学医学部附属病院）	該当なし	該当なし	該当なし	ヴィアトリス製薬株式会社，第一三共株式会社，ノバルティスファーマ株式会社，バイエル薬品株式会社，ファイザー株式会社，ブリストル・マイヤーズ スクイブ株式会社	該当なし
	小野薬品工業株式会社	該当なし	該当なし	該当なし	ー
佐瀬一洋（順天堂大学大学院）	該当なし	該当なし	該当なし	第一三共株式会社	該当なし
	該当なし	該当なし	該当なし	該当なし	ー
澤木正孝（愛知県がんセンター）	該当なし	該当なし	該当なし	該当なし	該当なし
	該当なし	該当なし	該当なし	該当なし	ー
下村昭彦（国立国際医療研究センター病院）	該当なし	該当なし	該当なし	アストラゼネカ株式会社，中外製薬株式会社，日本イーライリリー株式会社	該当なし
	アストラゼネカ株式会社，エーザイ株式会社，第一三共株式会社，大鵬薬品工業株式会社，中外製薬株式会社	該当なし	該当なし	該当なし	ー
庄司正昭（国立がん研究センター中央病院）	該当なし	該当なし	該当なし	該当なし	該当なし
	該当なし	該当なし	該当なし	該当なし	ー
高野悠子（名古屋大学医学部附属病院）	該当なし	該当なし	該当なし	該当なし	該当なし
	該当なし	該当なし	該当なし	該当なし	ー
田村雄一（国際医療福祉大学三田病院）	該当なし	該当なし	該当なし	該当なし	該当なし
	該当なし	該当なし	該当なし	該当なし	ー
畠 清彦（赤坂山王メディカルセンター）	Meiji-Seika ファルマ株式会社	該当なし	該当なし	大塚製薬株式会社，中外製薬株式会社，東和薬品株式会社，株式会社ヤクルト本社	該当なし
	該当なし		該当なし	該当なし	ー
坂東泰子（名古屋大学医学部附属病院）	該当なし	該当なし	該当なし	MSD製薬株式会社，第一三共株式会社，日本イーライリリー株式会社，日本ベーリンガーインゲルハイム株式会社，ノボ ノルディスク ファーマ株式会社	該当なし
	該当なし	該当なし	該当なし	該当なし	ー
窓岩清治（済生会中央病院）	該当なし	該当なし	該当なし	該当なし	該当なし
	該当なし	該当なし	該当なし	該当なし	ー
丸山 大（がん研究会有明病院）	該当なし	該当なし	該当なし	アストラゼネカ株式会社，エーザイ株式会社，協和キリン株式会社，サノフィ株式会社，シンバイオ製薬株式会社，武田薬品工業株式会社，中外製薬株式会社，ブリストル・マイヤーズ スクイブ株式会社，ヤンセンファーマ株式会社	該当なし
	IQVIA, Loxo Oncology, MEI Pharma, MSD株式会社，アストラゼネカ株式会社，大塚製薬株式会社，小野薬品工業株式会社，協和キリン株式会社，セルジーン株式会社，武田薬品工業株式会社，中外製薬株式会社，ノバルティスファーマ株式会社，ブリストル・マイヤーズ スクイブ株式会社，ヤンセンファーマ株式会社	該当なし	該当なし	該当なし	ー
矢野真吾（東京慈恵会医科大学附属病院）	該当なし	該当なし	該当なし	第一三共株式会社	該当なし
	大塚製薬株式会社	協和発酵キリン株式会社，日本イーライリリー株式会社	該当なし	該当なし	ー
山田博胤（徳島大学大学院医歯薬学研究部）	該当なし	該当なし	該当なし	アスリード株式会社，第一三共株式会社	該当なし
	該当なし	該当なし	該当なし	該当なし	ー

氏名（所属機関）	利益相反開示項目				
	開示項目 1	開示項目 2	開示項目 3	開示項目 4	開示項目 5
	開示項目 6	開示項目 7	開示項目 8	開示項目 9	―
朝井洋晶 （がん研究会有明病院）	該当なし	該当なし	該当なし	該当なし	該当なし
	該当なし	該当なし	該当なし	該当なし	―
岩佐健史 （国立がん研究センター中央病院）	該当なし	該当なし	該当なし	該当なし	該当なし
	該当なし	該当なし	該当なし	該当なし	―
大倉裕二 （新潟県立がんセンター新潟病院）	該当なし	該当なし	該当なし	該当なし	該当なし
	該当なし	該当なし	該当なし	該当なし	―
奥村貴裕 （名古屋大学医学部附属病院）	該当なし	該当なし	該当なし	アストラゼネカ株式会社，大塚製薬株式会社，小野薬品工業株式会社，ノバルティスファーマ株式会社	該当なし
	該当なし	該当なし	該当なし	該当なし	―
乙井一典 （神戸大学大学院医学研究科）	該当なし	該当なし	該当なし	第一三共株式会社，バイエル薬品株式会社	該当なし
	該当なし	該当なし	該当なし	該当なし	―
加藤恵理 （京都大学医学部附属病院）	該当なし	該当なし	該当なし	第一三共株式会社	該当なし
	該当なし	該当なし	該当なし	該当なし	―
郡司匡弘 （東京慈恵会医科大学附属第三病院）	該当なし	該当なし	該当なし	ヤンセンファーマ株式会社	該当なし
	該当なし	該当なし	該当なし	該当なし	―
柴田雅央 （名古屋大学医学部附属病院）	該当なし	該当なし	該当なし	該当なし	該当なし
	該当なし	該当なし	該当なし	該当なし	―
協力委員　関　義信 （新潟大学医歯学総合病院魚沼地域医療教育センター・魚沼基幹病院）	該当なし	該当なし	該当なし	該当なし	該当なし
	該当なし	該当なし	該当なし	該当なし	―
田中秀和 （神戸大学大学院医学研究科）	該当なし	該当なし	該当なし	アストラゼネカ株式会社，大塚製薬株式会社，小野薬品工業株式会社，第一三共株式会社，ノバルティスファーマ株式会社，ファイザー株式会社	該当なし
	該当なし	該当なし	該当なし	該当なし	―
田村祐大 （国際医療福祉大学三田病院）	該当なし	該当なし	該当なし	該当なし	該当なし
	該当なし	該当なし	該当なし	該当なし	―
原　久男 （国立国際医療研究センター病院）	該当なし	該当なし	該当なし	該当なし	該当なし
	該当なし	該当なし	該当なし	該当なし	―
前嶋康浩 （東京医科歯科大学）	該当なし	該当なし	該当なし	アストラゼネカ株式会社，小野薬品工業株式会社，バイエル薬品株式会社	該当なし
	小野薬品工業株式会社，日本ベーリンガーインゲルハイム株式会社	該当なし	該当なし	該当なし	―
松岡　歩 （国立がん研究センター）	該当なし	該当なし	該当なし	該当なし	該当なし
	該当なし	該当なし	該当なし	該当なし	―
山内寛彦 （がん研究会有明病院）	該当なし	該当なし	該当なし	該当なし	該当なし
	Incyte, Genmab, 小野薬品工業株式会社，第一三共株式会社，ブリストル・マイヤーズ スクイブ株式会社	該当なし	該当なし	該当なし	―
評価委員　赤羽　宏 （銀座法律事務所）	該当なし	該当なし	該当なし	該当なし	該当なし
	該当なし	該当なし	該当なし	該当なし	―
草場仁志 （浜の町病院）	該当なし	該当なし	該当なし	該当なし	該当なし
	該当なし	株式会社ヤクルト本社	該当なし	該当なし	―
向井幹夫 （大阪国際がんセンター）	該当なし	該当なし	該当なし	第一三共株式会社，バイエル薬品株式会社	該当なし
	該当なし	該当なし	該当なし	該当なし	―

※ガイドライン発行から過去 3 年分の利益相反関連事項を開示しています．
※合併に伴う社名変更などもありますが，企業等との経済的関係が発生した時期において記載しています．

日本臨床腫瘍学会　利益相反管理委員会

8) 作成者名簿 （五十音順）

＜作成委員＞

赤澤　宏	東京大学医学部附属病院循環器内科
佐瀬　一洋	順天堂大学大学院医学研究科臨床薬理学
澤木　正孝	愛知県がんセンター乳腺科
下村　昭彦	国立国際医療研究センター病院乳腺・腫瘍内科
庄司　正昭	国立がん研究センター中央病院総合内科・循環器内科
高野　悠子	名古屋大学医学部附属病院化学療法部
田村　雄一	国際医療福祉大学三田病院心臓血管センター
畠　清彦	赤坂山王メディカルセンター予防医学センター
坂東　泰子	名古屋大学医学部附属病院循環器内科
窓岩　清治	済生会中央病院臨床検査医学科
丸山　大	がん研究会有明病院血液腫瘍科
矢野　真吾	東京慈恵会医科大学附属病院腫瘍・血液内科
山田　博胤	徳島大学大学院医歯薬学研究部地域循環器内科学

＜協力委員＞

朝井　洋晶	がん研究会有明病院血液腫瘍科
岩佐　健史	国立がん研究センター中央病院総合内科・循環器内科
大倉　裕二	新潟県立がんセンター新潟病院腫瘍循環器科
奥村　貴裕	名古屋大学医学部附属病院重症心不全治療センター/循環器内科
乙井　一典	神戸大学大学院医学研究科総合内科
加藤　恵理	京都大学医学部附属病院循環器内科/検査部
郡司　匡弘	東京慈恵会医科大学附属第三病院腫瘍・血液内科
柴田　雅央	名古屋大学医学部附属病院乳腺・内分泌外科
関　義信	新潟大学医歯学総合病院魚沼地域医療教育センター・魚沼基幹病院血液内科
田中　秀和	神戸大学大学院医学研究科循環器内科学分野
田村　祐大	国際医療福祉大学三田病院心臓血管センター
原　久男	国立国際医療研究センター病院循環器内科
前嶋　康浩	東京医科歯科大学循環器内科
松岡　歩	国立がん研究センターがん対策研究所
山内　寛彦	がん研究会有明病院血液腫瘍科

＜評価委員＞

赤羽　宏	銀座法律事務所
草場　仁志	浜の町病院腫瘍内科
向井　幹夫	大阪国際がんセンター成人病ドック科

9) 本ガイドラインの構成

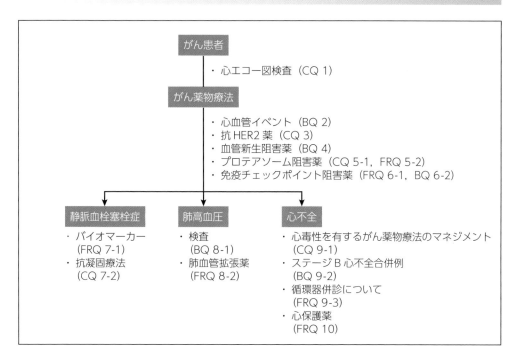

10) Question・推奨（ステートメント）一覧

CQ 1

がん薬物療法中の患者の定期的な心エコー図検査で，GLS（global longitudinal strain）の計測が推奨されるか？

＜ステートメント＞

がん薬物療法中の患者の定期的な心エコー図検査で，GLS の計測が提案される．

- 推奨の強さ：弱い
- エビデンスの強さ：C（弱）
- 合意率：92%（11/12 名）

BQ 2

がん薬物療法中に心血管イベントを発症した患者に対して，がん薬物療法を継続することは推奨されるか？

＜ステートメント＞

がん薬物療法が有効でかつ心血管イベントが軽度であり治療継続が可能と判断できる場合は，モニタリングと対症療法を行いながら治療継続を検討する．一方，治療継続が困難と判断される場合は，がん薬物療法を中止し，心血管毒性の少ない抗がん薬や放射線治療などの代替療法について検討する．

CQ 3

心血管疾患の合併のある HER2 陽性乳がん患者に対してトラスツズマブおよびペルツズマブ投与は推奨されるか？

＜ステートメント＞

投与前の循環器医との協議と治療中のモニタリングを前提に，トラスツズマブおよびペルツズマブ投与を提案する．

- 推奨の強さ：弱い
- エビデンスの強さ：C（弱）
- 合意率：100％（12/12 名）

BQ 4

血管新生阻害薬投与中の患者に対し，血圧管理が必要か？

＜ステートメント＞

血管新生阻害薬投与中の患者に対して，非がん患者と同等の血圧コントロールをすることが望ましい．ただし，血圧管理の適応や強度は個別に判断する必要がある．

CQ 5-1

プロテアソーム阻害薬（カルフィルゾミブ）を投与する多発性骨髄腫患者に対して心臓評価は推奨されるか？

＜ステートメント＞

プロテアソーム阻害薬を投与する多発性骨髄腫患者に対して心臓評価を行うことを提案する．

- 推奨の強さ：弱い
- エビデンスの強さ：D（非常に弱）
- 合意率：100％（12/12 名）

FRQ 5-2

心機能低下のある多発性骨髄腫患者にはカルフィルゾミブよりもボルテゾミブ，イキサゾミブ投与が推奨されるか？

＜ステートメント＞

現状では心機能低下を伴う多発性骨髄腫患者に対してプロテアソーム阻害薬同士を直接比較した臨床試験はないため，益と害を踏まえた推奨は困難である．今後，骨髄腫患者におけるプロテアソーム阻害薬投与前の心機能低下の有無や投与中の心機能変化などについて，前向き観察研究やリアルワールドデータを用いた後方視的研究などによる有効性・安全性に関する解析・研究が望まれる．

FRQ 6-1

免疫チェックポイント阻害薬（immune checkpoint inhibitor：ICI）投与中の心筋障害診断のスクリーニングは有用か？

＜ステートメント＞

心臓の免疫関連副作用（immune-related adverse event：irAE）の発症リスクは，現在のところ ICI 療法前に判断することはできない．そのため早期発見が重要であると考えられている．

ICI 投与後にトロポニン上昇が認められた場合，心筋炎または他の心筋障害を考慮する必要があり，精査が必要である．心電図の異常，NT-proBNP，好中球比率，C 反応性蛋白（C-reactive protein：CRP）が心臓の irAE の発症を早期に診断できる可能性があり，症状がなくとも定期的な測定が有用であると考えられる．

BQ 6-2

免疫チェックポイント阻害薬（immune checkpoint inhibitor：ICI）による心筋障害発症時，その治療としてステロイド療法は有用か？
＜ステートメント＞

使用すべきステロイドの種類・投与経路・用量は定まっていないが，有用な可能性がある．

FRQ 7-1

がん薬物療法に伴う静脈血栓塞栓症（venous thromboembolism：VTE）の診療にバイオマーカーは推奨されるか？
＜ステートメント＞

がん薬物療法に伴う静脈血栓塞栓症の診療において，凝固線溶系バイオマーカーの有用性に関してはいくつかの報告があるものの，十分なエビデンスの集積はなく今後の検討課題である．

CQ 7-2

がん薬物療法に伴い静脈血栓塞栓症（venous thromboembolism：VTE）を発症した患者に抗凝固療法は推奨されるか？
＜ステートメント＞

がん薬物療法中に発症した静脈血栓塞栓症に対する抗凝固療法を行うことを提案する．
　　＊肺塞栓症と中枢型深部静脈血栓症が対象
- 推奨の強さ：弱い
- エビデンスの強さ：B（中）
- 合意率：83%（10/12 名）

BQ 8-1

がん薬物療法中に経胸壁心臓超音波検査による肺高血圧症のスクリーニングは推奨されるか？
＜ステートメント＞

がん薬物療法開始後に症状などから肺高血圧が疑われる場合は，胸水の確認と心臓超音波検査を行う．

FRQ 8-2

がん薬物療法による肺高血圧症に早期の肺血管拡張薬は有効か？
＜ステートメント＞

ダサチニブ中止で改善を得られる可能性はある．改善が乏しい場合には，肺血管拡張薬による加療を検討する．

CQ 9-1

心毒性のあるがん薬物療法を行う患者に対して定期的な心臓評価は推奨されるか？

＜ステートメント＞

心毒性のあるがん薬物療法開始時の心エコー図検査・バイオマーカー検査・心電図検査による心臓評価は心不全予防のために提案される.

- 推奨の強さ：弱い
- エビデンスの強さ：C（弱）
- 合意率：92％（11/12名）

BQ 9-2

がん薬物療法を行う器質的心疾患を有する心不全患者に対して定期的な心臓評価は推奨されるか？

＜ステートメント＞

ステージB心不全患者に対して，がん薬物療法開始時に心臓評価の実施を心不全予防のために検討する．定期的評価は治療開始から1年後までをめどとし，その後は通常の心不全診療に準じて経過観察を行う.

FRQ 9-3

がん薬物療法を行うステージB心不全患者に対して循環器専門医の併診は推奨されるか？

＜ステートメント＞

心不全リスクが中等度以上であれば循環器専門医の併診は推奨される.

FRQ 10

がん薬物療法として心毒性のある薬剤の投与時に心保護目的に心保護薬［アンジオテンシンⅡ受容体拮抗薬（ARB），アンジオテンシン変換酵素（ACE）阻害薬，β遮断薬など，デクスラゾキサン以外］の投与は有用か？

＜ステートメント＞

がん薬物療法としてアントラサイクリン系薬剤の投与時に心保護目的に，β遮断薬の使用が有用である可能性がある.

【文献】

1) 令和3年（2021）人口動態統計月報年計（概数）の概要.
   https://www.mhlw.go.jp/toukei/saikin/hw/jinkou/geppo/nengai21/dl/h6.pdf
2) Zamorano JL, Lancellotti P, Rodriguez Muñoz D, et al. 2016 ESC Position Paper on cancer treatments and cardiovascular toxicity developed under the auspices of the ESC Committee for Practice Guidelines: The Task Force for cancer treatments and cardiovascular toxicity of the European Society of Cardiology (ESC). Eur Heart J 2016; **37**: 2768-2801.
3) Armenian SH, Lacchetti C, Barac A, et al. Prevention and monitoring of cardiac dysfunction in survivors of adult cancers: American Society of Clinical Oncology Clinical Practice Guideline. J Clin Oncol 2017; **35**: 893-911.
4) Curigliano G, Lenihan D, Fradley M, et al. Management of cardiac disease in cancer patients throughout oncological treatment: ESMO consensus recommendations. Ann Oncol 2020; **31**: 171-190.
5) Lyon AR, López-Fernández T, Couch LS, et al. 2022 ESC Guidelines on cardio-oncology developed in collaboration with the European Hematology Association (EHA), the European Society for Therapeutic Radiology and Oncology (ESTRO) and the International Cardio-Oncology Society (IC-OS). Eur Heart J 2022; **43**: 4229-4361.

2. 腫瘍循環器学の概念

　超高齢社会におけるがん罹患者数増加，および医学の進歩に伴うがん治療成績向上により，がんサバイバーの数が急増しつつある．腫瘍循環器学は，がん治療の完遂とがんサバイバーのアウトカム向上を共通目的とした，新たな学際領域連携（multi disciplinary team：MDT）である．最近，欧米では教育・診療・研究の基盤となる診療ガイドラインが公表されたが，現時点ではエビデンスがまだ不足している[1]．

　今後，がん治療前・治療中・治療後に循環器疾患（cardiovascular disease：CVD）を予防・診断・治療するための，質の高い基礎・臨床・疫学研究が必要である．

1) 腫瘍循環器学

　腫瘍循環器学では，CVD 既往患者に対するがん治療，およびがん治療関連心血管毒性（cancer therapy-related cardiovascular toxicity：CTR-CVT）が大きな課題である．そもそもがんと CVD はがんサバイバーの二大死因である．さらに，喫煙・肥満・慢性炎症など，がんと共通する心血管危険因子も多い．一方，CTR-CVT は，以前から知られていた抗がん薬や放射線治療のがん治療関連心機能障害（cancer therapy-related cardiac dysfunction：CTRCD）を含む上位概念である．近年相次いで登場した分子標的治療薬や免疫チェックポイント阻害薬などはがん治療に革命を起こしたが，同時に心不全・虚血性心疾患・心臓弁膜症・高血圧症・不整脈・血栓塞栓症・心膜疾患などまったく新しくかつ多彩な病態，すなわち CTR-CVT を顕在化させた．腫瘍循環器学は，がんサバイバーの生命予後と QOL の向上を目的とする MDT である．

2) 腫瘍循環器学の発展

　腫瘍循環器学は，現場レベルの連携から国や学会レベルの連携へと発展した．まず欧米では西暦 2000 年頃から主要ながん治療拠点病院で腫瘍循環器ユニットが設置され，それぞれの病院や地域の医療環境に応じてチーム医療・腫瘍循環器外来・地域医療連携など様々な形へと進化した[2]．その後，国や学会レベルでも 2010 年の国際腫瘍循環器学会（IC-OS）設立や 2013 年の米国国立衛生研究所（NIH）におけるがん（NCI）/循環器（NHLBI）合同ワークショップを機に，世界中のエキスパートにより腫瘍循環器学の過去・現在・未来に関する知見が集約され，取り組むべき課題の明確化とともに，必要なリソースが確保された[3]．本邦でも 2010 年頃から腫瘍循環器外来の設置が始まり，2017 年には日本腫瘍循環器学会が設立されるなど，学際領域の多職種連携が加速しつつある[4]．

3）学際領域の診療ガイドライン

　腫瘍循環器学という学際領域における診療ガイドラインの作成は容易ではない．その最大の理由のひとつは，主要な循環器系の臨床試験ではがん患者が，腫瘍系では CVD 既往患者がそれぞれ除外されており，質・量ともにエビデンスが不足していたことである[5]．さらに，循環器系では心不全（heart failure：HF）が症候性（ステージ C 心不全）から非可逆性（ステージ D 心不全）に進行しないように無症候性心機能低下（ステージ B 心不全）やリスク因子（ステージ A 心不全）を指標にしていたが，腫瘍系ではがん治療中断により生命予後が悪化しないように症候性心不全（CTCAE-Grade 3）を指標にしていたという事情もある[6]．

　学際領域の診療ガイドライン作成という協働作業を通じ，がん治療完遂およびサバイバーの予後向上という目標が共有され，用語の統一に加え，がん治療前・治療中・治療後の診療アルゴリズムが確立しつつある[1]．

4）がん治療前の循環器リスク評価

　がん治療前の循環器リスク評価は，腫瘍循環器学の診療ガイドラインにおいてすべての患者に対して強く推奨されている[1]．

　がん治療開始前に心血管危険因子あるいは症候性（高度/中等度/軽度）および無症候性（中等度/軽度）の CVD 既往を見極めることは，リスクに応じ適宜循環器医に相談あるいは併診するための第一歩となる．がん治療前のリスク層別化は，過剰診断による不必要ながん治療中断と過少診断による不本意ながん治療中止の両方を改善することが期待されている．

5）がん治療中の循環器管理

　がん治療中には，患者関連・がん関連・がん治療関連の各要因に対し，患者毎の循環器管理が必要となる[1]．

　患者関連要因に対しては，CVD 既往あるいは一般的心血管危険因子に対し，標準的な CVD 二次予防あるいは一次予防を実施する．

　がん関連要因に対しては，たとえばがん関連血栓塞栓症に対する抗凝固療法において，非がん患者と比べて出血性合併症の発生率が高い場合があることなど，がん患者としてのリスク・ベネフィット評価が重要である．

　がん治療関連要因に対しては，CTR-CVT としての対応が必要である．たとえば，ベースラインの治療前リスクが中等度～高度の患者に対するハイリスク治療時には，非侵襲的な画像診断やバイオマーカーによるモニタリング，および CVD 標準治療に準じた二次予防や一次予防が試みられている．また，すでに欧米ではアントラサイクリン系薬剤の心毒性に対する心保護薬デクスラゾキサンも使用されている（注：本邦未承認＝ドラッグ・ラグ）．しかしながら，現時点ではまだ CTR-CVT の病態には不明な点が多く，臨床試験の結果も様々である．したがって，基礎と臨床をつなぐトランスレーショナル・リサーチの進展が期待されている[7]．

6）がん治療終了後の評価と長期フォロー

　がん治療の終了直後および 1 年後には心機能を評価し，その後は患者関連・がん関連・がん治療関連の各要因に応じて適切な間隔でフォローすることが必要である[1].

　小児がんサバイバーの長期追跡研究結果では，時代とともにがん治療成績が着実に向上し，しかも CTR-CVT 合併は減少したことが示されている．しかしながら，たとえば 10 歳代でアントラサイクリン系薬剤治療や縦隔への放射線治療を受けた患者が 30 年生存しても，40 歳代で心不全を発症して亡くなる場合など，晩期合併症の存在が知られていることに注意が必要である．

　成人がんサバイバーでも，たとえば乳がん患者の長期観察研究から，初期の主要死因は転移・再発であるものの長期生存者の主要死因は CVD であることが示されている．

　今後，がんサバイバーのさらなる増加が予想されている．したがって，リスクに応じた心血管危険因子および CTR-CVT 管理に対応するために，がん治療医・かかりつけ医・循環器医の有機的な連携が必要となる．

7）今後への課題

　腫瘍循環器学という新たなアンメット・メディカル・ニーズへの対応は，診療ガイドラインの作成という学際領域連携を通じ，がん治療完遂と患者アウトカム向上という共通目的を明確化した．同時に，より有効かつ安全ながん治療法の開発や，より感度と特異度の高い CTR-CVT の診断指標の開発など，さらなる研究課題も示された．特に，診療ガイドラインの妥当性，実行可能性，および持続可能性は，世界的な課題となっている[8].したがって，世界に先駆けて超高齢社会を迎えた本邦においても，欧米で先行する診療ガイドライン作成の動きを踏まえつつ，質の高いエビデンスを発信できるような取り組みが期待される．

【文献】

1）Lyon AR, López-Fernández T, Couch LS, et al. 2022 ESC Guidelines on cardio-oncology developed in collaboration with the European Hematology Association (EHA), the European Society for Therapeutic Radiology and Oncology (ESTRO) and the International Cardio-Oncology Society (IC-OS). Eur Heart J 2022; **43**: 4229-4361.

2）Snipelisky D, Park JY, Lerman A, et al. How to develop a cardio-oncology clinic. Heart Failure Clin 2017; **13**: 347-359.

3）Shelburne N, Simonds NI, Adhikari B, et al. Changing hearts and minds: improving outcomes in cancer treatment-related cardiotoxicity. Curr Oncol Rep 2019; **21**: 9.

4）小室一成（監），日本腫瘍循環器学会編集委員会（編）．腫瘍循環器診療ハンドブック，メジカルビュー社，2020.

5）Levis BE, Binkley PF, Shapiro CL. Cardiotoxic effects of anthracycline-based therapy: what is the evidence and what are the potential harms? Lancet Oncol 2017; **18**: e445-e456.

6）Dang CT, Yu AF, Jones LW, et al. Cardiac surveillance guidelines for trastuzumab-containing therapy in early-stage breast cancer: getting to the heart of the matter. J Clin Oncol 2016; **34**: 1030-1033.

7）Moslehi J, Fujiwara K, Guzik T. Cardio-oncology: a novel platform for basic and translational cardiovascular investigation driven by clinical need. Cardiovasc Res 2019; **115**: 819-823.

8）Sase K, Mukai M, Fujiwara Y. Clinical Practice Guidelines in Cardio-Oncology. JACC: CardioOncology December 6, 2022. e-pub doi: 10.1016/j.jaccao.2022.11.001

3. 腫瘍循環器外来の役割

1）腫瘍循環器外来に求められること

　超高齢化社会に近づきつつある本邦をはじめとして，先進諸国において平均寿命の伸びとともに問題になってきたのが，がんと心血管疾患である．日本においても死因の第1位はがんであり総死亡の3割を占めるにいたっている．また心疾患は死因の第2位であり，脳血管疾患は第3位であることから（図1），がんと心血管病だけで死因の半数以上を占めることになる．がんの数が増加したことは，すなわち感染症による死亡者数が減ることで平均寿命が延びたことの裏返しであり，心血管病も同様の事情から増加していると考えられる．したがって疾病構造の変化によって，がんと心血管病の両疾患が合併する頻度が増え，さらにがん治療の治療成績の向上によって，がんの長期生存者いわゆる"がんサバイバー"が心血管病を発症するというケースも増加している．たとえば乳がんのサバイバー患者では治療開始10年で乳がんによる死亡を心血管疾患による死亡が上回るという報告もあり[1]（図2），こういったがんサバイバーと心血管疾患の密接な関係は高齢化するわが国においてもそれは例外なくあてはまる．

　こういった背景において課題になってくるのは，がんと心血管疾患が合併した際にどちらを優先して治療するか，もしくは片方の原因によってもう片方の治療が十分に行うことができないなどのケースである．たとえば，冠動脈疾患の多枝病変を持つ患者が，がんに対する外科的手術を受ける場合に，そのリスクをどのように評価するか．また，もともと心機能の低下が認められる患者において，心筋障害を合併しやすい抗がん薬の使用の是非をどのように考えるかといった，臨床上の課題が数多く発生するようになった．そこで2000年代初頭より米国においては腫瘍循環器外来（cardio-oncology unit）というものが誕生し，こういったがんと心血管病の2大

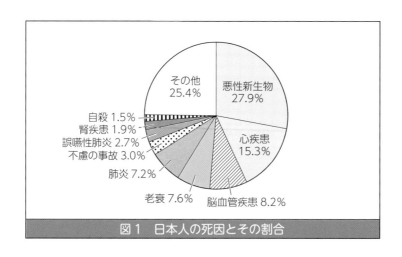

図1　日本人の死因とその割合

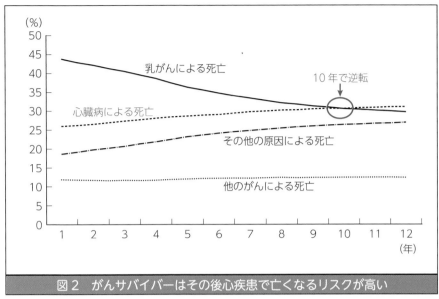

(%)
乳がんによる死亡
心臓病による死亡
10 年で逆転
その他の原因による死亡
他のがんによる死亡

図2　がんサバイバーはその後心疾患で亡くなるリスクが高い

(Patnaik JL, et al. Breast Cancer Res 2011; 13: R64. [1] を参考に作成)

疾患を合併したケースのマネジメント経験の集積およびエビデンスの創出を積極的に行うように
なってきた．もちろん合併領域には，がん患者における血栓症の診断や，特定の抗がん薬における
心筋障害の発生など，従来の循環器内科の知識だけで対応可能な側面もある．しかし，腫瘍循
環器外来におけるプロフェッショナルな知識というものはそれだけにとどまらない．最も必要と
されるのは，いかにがん治療を中断させずに循環器疾患のマネジメントを行っていけるかという
技量である．それに早くから気づいた米国では現在，数多くの腫瘍循環器専門家の育成プログラ
ムを立ち上げ，国家レベルでそれを行っていけるように様々な側面から活動を拡げている．また
エビデンスを構築していくことで，その仕組みを世界共通のものにしていこうとしている（図3）[2]．
そのなかには腫瘍循環器領域としての専門性を持たせたトレーニングプログラムや，基礎・臨床
研究だけではなく，がん治療の領域も含めた政策提言や産官学の連携も含まれる．

　以上の観点から，腫瘍循環器領域は循環器内科にとっても新たな役割の場であり，臨床・研
究の新たなフロンティア領域であるともいえるであろう．一方，腫瘍循環器領域においては最
も致死的な危機は心血管ではなく「がん」にある．したがって，腫瘍循環器外来で求められるの
は，できる限り患者ががん治療を受け続けられるようなサポーターとしての役割である．

　具体的に腫瘍循環器外来においては，図4に示すような心血管疾患合併例におけるがんの罹
患や，がん治療によって短期的に心血管イベントを起こすもの，そして最近では若年（AYA 世
代）のときにがんに罹患してがん治療（特にがん薬物療法と放射線照射）で寛解を得たがんサバ
イバーにおける，心血管疾患発症があげられる[3]．とりわけがんサバイバーでは心血管疾患の発
症リスクが高いことはあまり知られていない．

　特に小児・AYA 世代のがんサバイバーにおけるその後の心血管疾患のマネジメントは，管理
が長期に及ぶことやがんが寛解したあとには定期的なフォローを受けないことが多い．本来は
心血管疾患の発症が非常にハイリスクであるにもかかわらず，定型化した対策がとりにくいの
が実情であるため，今後の社会課題となってくる可能性が高い．

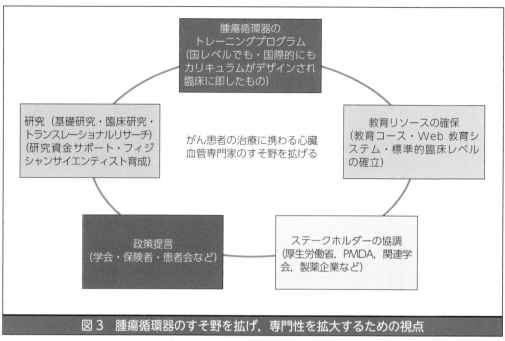

図3 腫瘍循環器のすそ野を拡げ，専門性を拡大するための視点

(Hayek SS, et al. J Am Coll Cardiol 2019; 73: 2226-2235. [2)] を参考に作成)

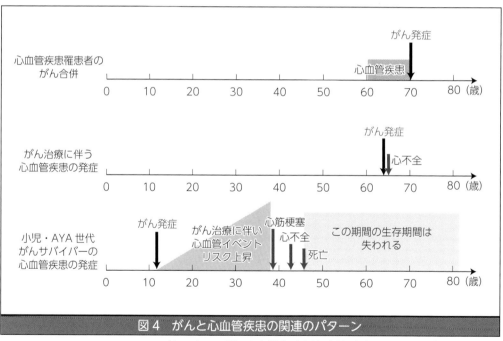

図4 がんと心血管疾患の関連のパターン

(Armstrong GT, et al. N Engl J Med 2016; 374: 833-842. [3)] を参考に作成)

2) 腫瘍循環器外来の開設にあたって

　腫瘍循環器外来の開設にあたっては，その病院のリソースを勘案したシステムの構築が重要である．

- 循環器内科のリソース
- 検査実施のリソース
- 定型化した実施体制

　腫瘍循環器外来においてがん薬物療法担当医がマネジメントを行う際に念頭に置くべきことを定型化することも重要である．具体的にはたとえば Brigham and Women's Hospital により提唱された乳がん患者におけるフォローアップを ABCDE 順に記した ABCDEs ステップなどを参考に，各疾患においてどのようなポイントをしっかりフォローしておくかをあらかじめ決定しておくことは，効果的で画一的なアセスメントと介入を実施するうえでは大切である（表1）[4]．

　次に腫瘍循環器外来において継続的なモニタリングを実施する際に，何を用いて実施するかに関しては，がん治療による心毒性はその他のタイプの心筋症と比し予後不良の場合もあり[5]，またがん治療の継続を困難にすることもあるため，早期発見・早期介入が推奨されるようになっている[6]．心エコー図検査によるスクリーニングのプロトコールが確立しているトラスツズマブに加え，アントラサイクリン系薬剤による心毒性に関しても，これまでは心筋障害が不可逆性といわれてきたが，近年早期発見と迅速な治療開始により改善を認める可能性も報告されてきているため，トラスツズマブと同様早期発見のため治療中のモニタリングの重要性は増している．

　しかし，どのようなモニタリング方法が最も適しているかに関しては，米国臨床腫瘍学会（ASCO），欧州心臓病学会（ESC），欧州臨床腫瘍学会（ESMO），米国心エコー検査学会，欧州心血管イメージング学会など多くの学会で推奨事項は示されているものの，強固なエビデンスに基づく推奨内容は乏しい．

表1　乳がんサバイバー患者における心疾患予防のための ABCDE		
ABCDEs		
A	Awareness of risks of heart disease：がん治療が心臓病リスクを高めることの認識と心臓病を示唆する症状を認識すること	
A	Aspirin：胸部放射線治療歴のある患者など冠動脈リスク例に対しアスピリン投与を検討	
B	Blood Pressure：高血圧は心血管リスクを高めるため血圧コントロールが必要	
C	Cholesterol：脂質異常症は動脈硬化性疾患のリスク因子であるため脂質異常症の管理が必要（特に胸部への高線量の照射歴のある患者ではより徹底した管理が必要）	
C	Cigarette/Tobacco cessation：禁煙	
D	Diet and weight management：食事療法と体重管理	
D	Dose of chemotherapy or radiation：抗がん薬の累積投与量と放射線の総照射線量の把握	
D	Diabetes mellitus prevention/treatment：糖尿病のスクリーニングと治療	
E	Exercise：運動療法（血圧／脂質レベル低下・体重減少・糖尿病発症リスク低下などの効果）	
E	Echocardiogram：定期的な心エコー図検査の実施	

(Montazeri K, et al. Circulation 2014; 130: e157-e159. [4] を参考に作成)

そこでまずはスクリーニングとして用いることのできる検査項目が満たすべき条件を考えてみると，およそ下記のような点に集約されると考えられる．

①：不可逆的な心筋障害が出現する前・非症候性の間に検出可能

②：非侵襲的

③：安価で広く一般的に利用可能

④：再現性があり検者間の差がない（特に無症候性疾患の場合）

以上の要素を心筋障害の評価で比較的よく用いられるモダリティで比較すると以下の表2のようになる[7]．確かに心臓MRIは検査者間の差が出にくく，またT2強調画像や遅延造影画像などからは，他のモダリティでは得られない心筋の炎症や線維化を明らかにすることができる．しかし，汎用性や経済的・時間的コストもかかることから，定期的なスクリーニングとして用いるのは不適当であろう．また，核医学検査を用いた心機能評価も再現性・客観性は高いものの，被ばくを伴うことからスクリーニングには向かない．

そのような観点から，心筋障害のスクリーニングとして用いられるのはもっぱら心エコー図検査およびトロポニンIなどの心筋障害を示唆するバイオマーカーとなる．

検査の実施体制に関しては，各病院において様々な事情があるため，画一的なシステムを推奨することは難しいことが想定される．ただし，腫瘍循環器外来における多くの評価が心電図・心エコー図検査をはじめとする生理検査であるとこを鑑みると，特に臨床検査技師のリソースをどの程度活用するかが安定的な腫瘍循環器外来の運営には欠かせない．そのため，検査室スタッフに対しては，がん治療と心血管疾患との関連や，腫瘍循環器外来による介入の重要性というものを繰り返し検査室スタッフに説明していくことが大切である．

表2　スクリーニングに使用できる各モダリティの特徴				
	非症候性心筋障害検出可能	非侵襲的	安価で普及している	再現性あり
心エコー図検査	○	○	○	△
BNP/NT-proBNP	×	○	○	○
トロポニンI	○	○	○	○
心臓MRI	○	△	×	○
核医学検査（MUGA）	×	×	△	○

(Zamorano JL, et al. Eur Heart J 2016; 37: 2768-2801.[7] を参考に作成)

3）腫瘍循環器外来の展望

今後の腫瘍循環器外来の展望として重要な点は

• 知見の一般化

• データ創出

があげられる．ひとつ目の知見の一般化であるが，エビデンスがまだ乏しい本領域において，手探りで診療・対応にあたっている循環器医が大多数であることは想像に難くない．抗がん薬の副作用に関しても，発生頻度が多くなく，抗がん薬自身の使用経験が乏しいなかで心血管疾

患のリスク評価を行うのは難易度が高い．そのため，本ガイドラインを含め腫瘍循環器外来において着目・評価すべきポイントをできるだけ一般化することが非常に重要である．現在，日本腫瘍循環器学会が中心となり，本ガイドラインのほかにも参考書籍や解説動画が発信されている．また，複数の要素を持つ症例のアセスメントの実際に関して，case based conference などを通して経験を共有する試みも必要であろう．

次に重要な点は日本からのデータ創出である．レジストリに関しては，特に免疫チェックポイント阻害薬投与例における心筋炎は海外での報告の致死率の高さから，国際レジストリが構築され，臨床的特徴の報告[8] が行われている．また本邦でも『脳卒中と循環器病克服 第二次5ヵ年計画』[9] にも検討課題として示され検証の対象となっている[10]．

登録研究による実態把握の先には，心血管疾患発症予防・改善のための介入試験が必要であり，これらの試みは海外でも以前小規模で取り組み自体は決して多くない．本邦においても継続的に取り組んでいくことで，本ガイドラインの将来の改訂に資する有効なエビデンス創出を可能にしていくことを，目指すべき最大の展望としてあげたい．

【文献】

1) Patnaik JL, Byers T, DiGuiseppi C, et al. Cardiovascular disease competes with breast cancer as the leading cause of death for older females diagnosed with breast cancer: a retrospective cohort study. Breast Cancer Res 2011; **13**: R64.
2) Hayek SS, Ganatra S, Lenneman C, et al. Preparing the Cardiovascular Workforce to Care for Oncology Patients: JACC Review Topic of the Week. J Am Coll Cardiol 2019; **73**: 2226-2235.
3) Armstrong GT, Chen Y, Yasui Y, et al. Reduction in late mortality among 5-year survivors of childhood cancer. N Engl J Med 2016; **374**: 833-842.
4) Montazeri K, Unitt C, Foody JM, et al. ABCDE Steps to prevent heart disease in breast cancer. Circulation 2014; **130**: e157-e159.
5) Felker GM, Thompson RE, Hare JM, et al. Underlying causes and long-term survival in patients with initially unexplained cardiomyopathy. N Engl J Med 2000; **342**: 1077-1084.
6) Armenian SH, Lacchetti C, Barac A, et al. Prevention and monitoring of cardiac dysfunction in survivors of adult cancers: American Society of Clinical Oncology Clinical Practice Guideline. J Clin Oncol 2017; **35**: 893-911.
7) Zamorano JL, Lancellotti P, Rodriguez Muñoz D, et al. 2016 ESC Position Paper on cancer treatments and cardiovascular toxicity developed under the auspices of the ESC Committee for Practice Guidelines: The Task Force for cancer treatments and cardiovascular toxicity of the European Society of Cardiology (ESC). Eur Heart J 2016; **37**: 2768-2801.
8) Power JR, Alexandre J, Choudhary A, et al. Electrocardiographic manifestations of immune checkpoint inhibitor myocarditis. Circulation 2021; **144**: 1521-1523.
9) 日本脳卒中学会・日本循環器学会. 脳卒中と循環器病克服5ヵ年計画 2021年
https://www.j-circ.or.jp/kihonhou_gokanen/
10) AMED（令和2〜4年度）革新的がん医療実用化研究事業：免疫チェックポイント阻害薬の安全な使用に資する irAE 心筋障害スクリーニング手法と危険因子の探索研究班
https://www.md-ici.jp/

4. がん診療における循環器医との連携

　がんに対する治療開発と進歩により，多くのがん種において治療成績が改善されつつある．特に分子標的治療薬に代表される新規薬物療法の開発と臨床導入により，長期生存が可能となったがん患者が増加している．従来からの細胞障害性（殺細胞性）抗がん薬や放射線治療による心血管毒性のみならず，新規薬剤による不整脈，心不全，深部静脈血栓症などに代表される心血管毒性も問題となっている．がん患者における心血管疾患には，①治療開始前から存在する合併症（がんとの関連を問わない），②治療施行時に発症する早期の治療関連合併症，③治療終了後に発症する晩期の治療関連合併症に大別される．①と②に関しては，がん治療自体を施行困難・継続困難とするリスクを生ずる．さらに③ではいわゆるがんサバイバーに発症するため，心血管合併症による生活の質低下や生存リスクにつながる．また，がん治療の進歩には患者を対象とした臨床試験が不可欠であるが，特に介入を伴う臨床試験では心血管合併症を有する患者は一般的に除外されていることが多い．このため，心血管疾患を有するがん患者に対する適切な治療介入や毒性管理などは，多くの場合未確立である．これらの評価・管理は腫瘍医のみでは困難であり，循環器医との連携が必要であることは明らかである．上記のとおり，がん患者に合併する心血管疾患は，治療開始前から，治療中および治療終了後のフォローアップ期まであらゆる治療相に及ぶ．また，治療開始前に心血管疾患を発症していなくても，適切なベースライン評価により，心血管疾患の発症リスク評価や必要に応じて予防的対応が可能となる．さらに治療中あるいは治療後に心血管疾患を発症した場合，すでに循環器医にフォローされていることは，より迅速かつ適切な評価・管理と治療介入につながることが期待される．そのため，循環器医と腫瘍医との連携は，可能な限り治療開始前から，かつ継続的に行われることが望ましい．一方，一般的にがん治療に精通している循環器医は多くないため，がん治療に対する心血管疾患のリスクを適切に判断することは容易でないと考えられる．以上から，循環器医と腫瘍医との円滑かつ効果的な連携のためには，相互理解が必須である．多くの医療機関において，循環器医と腫瘍医との緊密な連携が未実施あるいは始まったばかりであると思われる．連携の成熟によって，現在のがん患者の心血管疾患の適切な評価・管理が行われるのみならず，リアルワールドデータの集積が可能となり，将来的には心血管毒性を減じてがん患者の生活の質/予後を改善させる新たなフォロー方法や治療開発につながることを期待したい．

5. 「がん治療後の心機能マネジメント」に関して

　近年，がん治療において手術技術の向上やがん薬物療法，放射線療法，支持療法の進歩が認められている．がん薬物療法の進歩としては，古典的な細胞障害性（殺細胞性）抗がん薬から，最近では選択性の高い分子標的治療薬や免疫チェックポイント阻害薬をはじめとした抗体薬を積極的に使用するようになり，がんの予後は改善している．生存期間の延長が得られることで，がん治療関連死や合併症を発症し生活の質の低下をきたすがんサバイバーが増加する可能性があり，がん治療を開始する前から包括的な副作用の管理が求められる．

　特にがん治療が必要になることが多い高齢者では，高血圧症や糖尿病，脂質異常症などを有することが多く，心血管合併症を発症しやすい背景があるため，がん治療に関連した心血管合併症への対応を要する．心血管合併症は軽症なものから致死的なものまで様々であるが，重要なことは「適切な介入を行うことで心血管合併症の予防もしくは重症化を防ぎ，有効な薬物療法を中断もしくは減量させないようにすること」と「がん治療後に心血管合併症による生活の質の低下や治療関連死亡を起こさないこと」である．心血管合併症は治療中もしくは治療後の早期に発症する急性期，亜急性期のものからがん治療数年後の晩期に発症する場合もあり，発症年齢や併発疾患，治療の種類，がん種別に応じて合併症管理が必要な期間は様々である．以上から，腫瘍医はがん治療中に生じる心血管合併症のリスク評価を行い，必要に応じて循環器医と連携を取り合併症管理の介入を依頼することが重要である．実際に，アントラサイクリン系薬剤による心機能障害にいたった患者に対して循環器医の介入の有無で予後を検討した研究では，介入群のほうが心保護薬内服アドヒアランスの向上と生命予後の改善が認められている[1]．

　がん治療中に発症する心血管イベントに対する診断や治療，管理方法に関して，欧州心臓病学会（ESC）[2]や米国臨床腫瘍学会（ASCO）[3]，欧州臨床腫瘍学会（ESMO）[4]などからガイドラインが公表されており，がん治療に伴い発症する心血管合併症が注目されている．がん薬物療法を開始する前に心エコー図検査や心電図検査といった心機能評価を施行することや高血圧症，糖尿病，脂質異常症，肥満といった生活習慣病の是正ならびに禁煙指導を行い[3]，心血管合併症発症リスクに対応し心血管合併症を最小限にすることが言及されている．がん治療後の心血管合併症としては，心筋障害と心不全，冠動脈疾患，不整脈，高血圧症，血栓塞栓症，末梢動脈疾患，肺高血圧症，弁膜症，心膜炎や胸水貯留があげられており[2]，薬剤を使用する前に高頻度に発症する心血管合併症を確認しておく必要がある．

　特にがん治療に伴う心筋障害と心不全は，がん治療関連心機能障害（cancer therapy-related cardiac dysfunction：CTRCD）と表現され，主にアントラサイクリン系薬剤や抗HER2薬で問題となるが，最近ではチロシンキナーゼ阻害薬やプロテアソーム阻害薬においても発症が報告されている．このなかでも，アントラサイクリン系薬剤によるCTRCDの予後は不良であることが報告されており[5]，がん薬物療法中の心血管イベントのなかでは特に注意すべきである．CTRCDは「がん治療中に心不全症状の有無にかかわらず，左室駆出率（left ventricular ejection fraction：LVEF）値がベースラインよりも10%以上低下しかつ施設基準下限値を下回る状態」と定義されている．しかし，施設基準下限値は50〜55%の間でありかつ各種ガイドライン間でも

基準値が異なっているが，本ガイドラインでは左室駆出率下限値を 50％と定義した.

CTRCD 発症時の対応は，当該治療薬の中止と心保護薬［アンジオテンシン変換酵素（ACE）阻害薬もしくはアンジオテンシン II 受容体拮抗薬（ARB）または β 遮断薬］の開始，ならびに心血管毒性の低い代替治療薬への変更を検討する[4]. がん治療中ならびに治療後の心機能のフォローアップに関しては，アントラサイクリン系薬剤や抗 HER2 薬では，少なくとも治療後 1～2 年は無症候であっても心エコー図検査を行うことが推奨されている[3,4,6]. 一方で，腫瘍領域では有害事象評価や報告で有害事象共通用語基準（Common Terminology Criteria for Adverse Events：CTCAE v5.0）が用いられているが，左室駆出率が 40～50％まで低下しても重症に該当する「Grade 3」以上ではなく中等症に該当する「Grade 2」評価となることから，CTCAE の評価基準はがん治療後の心機能障害の重要性を鋭敏に反映しているとは言い難く，CTRCD 基準をもとに診療を行うことが推奨される.

さらに最近では CTRCD が顕在化する前の潜在性心筋障害を捉える心エコー図指標として global longitudinal strain（GLS）が注目されている. 治療前に GLS 値測定を行い治療経過中に GLS 値変化率が 12～15％となった時点で潜在性心筋障害があると判断し[2,4,7]，心保護薬の介入を検討する[4]. 実際に，この潜在性心筋障害の時点で心保護薬を介入した場合に左室駆出率値低下を有意に抑制したことが報告されており[8]，今後さらなるエビデンスの集積が待たれる. 一方，この GLS 値のみ低下した潜在性心筋障害だけでがん治療を中断ならびに減量はすべきではなく，留意が必要である[2,4].

がん薬物療法以外にも，縦隔領域への放射線照射（放射線単独では 30 Gy 以上，もしくは 30 Gy 未満でもアントラサイクリン系薬剤と併用あり）は CTRCD の高リスク因子[3]ならびに冠動脈疾患や弁膜症を晩期に発症するリスク因子[2,4]であり，食道がん，乳がん，肺がん，ホジキンリンパ腫や縦隔腫瘍において放射線治療による心血管障害が問題となる. 縦隔に好発するホジキンリンパ腫ではアントラサイクリン系薬剤ならびに放射線治療を行うことが多く，治療後 20 年以降の累積心血管合併症発症率が 20～50％と高率であることが報告されている[9]. 一方で，放射線治療の進歩により強度変調放射線治療（IMRT）をはじめとした精度の高い放射線治療が近年施行されるようになり，従来の放射線治療と比較し腫瘍以外の正常組織に対する照射量の低減が得られるようになった. そのため，放射線治療に伴う心血管障害は今後減少する可能性があり，データの蓄積が待たれる. 放射線治療を施行した場合には治療後晩期においても合併症管理を行うことが求められており，患者に対し治療後の心血管合併症発症リスクが高くなることを伝え，生活習慣病発症の予防と是正や禁煙指導を行う[2]. また 1 年ごとに身体診察や採血，心電図検査や胸部 X 線撮影を施行し，無症候であっても放射線治療後の弁膜症をスクリーニングするために心エコー図検査を放射線治療後 10 年目に一度施行し，以降は 5 年ごとに確認することが推奨されている[10].

その他の心血管合併症としては，虚血性心疾患や QT 延長，心房細動をはじめとした不整脈ならびに高血圧が比較的頻度の高い合併症としてあげられる. 合併症管理としては，各合併症に関連する症状の問診や定期的な心電図検査，血圧のモニタリング，増悪因子である生活習慣病の是正を行う. 不整脈に関しては併用薬剤の相互作用や電解質異常の確認と是正ならびに高血圧症に関しては降圧薬の開始や増量を行い，重症もしくは対応を講じても管理が難しい場合には当該治療の中断を行う[2,6].

これらの心血管合併症発症後に，当該治療薬の再開を検討する場合は，心血管障害の原因となる治療を継続することのリスク・ベネフィットを考慮したうえで循環器医と緊密に連携して

決定すべきである[3].

　がん薬物療法の投与中ならびに治療後は様々な心血管合併症を生じるため，各合併症の適切なモニタリングならびに早期治療介入を行うことで，高い生活の質を維持しながら有効ながん治療を遂行することが重要である．一方で，がん治療における心血管合併症の管理方法はまだエビデンスが十分でなく，今後の基礎研究や臨床研究におけるエビデンスの蓄積からより最良のマネジメントを構築していくことが課題である．

【文献】

1) Ammon M, Arenja N, Leibundgut G, et al. Cardiovascular management of cancer patients with chemotherapy-associated left ventricular systolic dysfunction in real-world clinical practice. J Card Fail 2013; **19**: 629-634.

2) Lyon AR, López-Fernández T, Couch LS, et al. 2022 ESC Guidelines on cardio-oncology developed in collaboration with the European Hematology Association (EHA), the European Society for Therapeutic Radiology and Oncology (ESTRO) and the International Cardio-Oncology Society (IC-OS). Eur Heart J 2022; **43**: 4229-4361.

3) Armenian SH, Lacchetti C, Barac A, et al. Prevention and monitoring of cardiac dysfunction in survivors of adult cancers: American Society of Clinical Oncology Clinical Practice Guideline. J Clin Oncol 2017; **35**: 893-911.

4) Curigliano G, Lenihan D, Fradley M, et al. Management of cardiac disease in cancer patients throughout oncological treatment: ESMO consensus recommendations. Ann Oncol 2020; **31**: 171-190.

5) Felker GM, Thompson RE, Hare JM, et al. Underlying causes and long-term survival in patients with initially unexplained cardiomyopathy. N Engl J Med 2000; **342**: 1077-1084.

6) Alexandre J, Cautela J, Ederhy S, et al. Cardiovascular toxicity related to cancer treatment: a pragmatic approach to the American and European Cardio-Oncology Guidelines. J Am Heart Assoc 2020; **9**: e018403.

7) Plana JC, Galderisi M, Barac A, et al. Expert consensus for multimodality imaging evaluation of adult patients during and after cancer therapy: a report from the American Society of Echocardiography and the European Association of Cardiovascular Imaging. J Am Soc Echocardiogr 2014; **27**: 911-939.

8) Thavendiranathan P, Negishi T, Somerset E, et al; SUCCOUR Investigators. Strain-guided management of potentially cardiotoxic cancer therapy. J Am Coll Cardiol 2021; **77**: 392-401.

9) Van Leeuwen FE, Ng AK. Long-term risk of second malignancy and cardiovascular disease after Hodgkin lymphoma treatment. Hematology Am Soc Hematol Educ Program 2016; **1**: 323-330.

10) Lancellotti P, Nkomo VT, Badano LP, et al; European Society of Cardiology Working Groups on Nuclear Cardiology and Cardiac Computed Tomography and Cardiovascular Magnetic Resonance; American Society of Nuclear Cardiology; Society for Cardiovascular Magnetic Resonance; Society of Cardiovascular Computed Tomography. Expert consensus for multi-modality imaging evaluation of cardiovascular complications of radiotherapy in adults: a report from the European Association of Cardiovascular Imaging and the American Society of Echocardiography. Eur Heart J Cardiovasc Imaging 2013; **14**: 721-740.

Question

CQ 1

がん薬物療法中の患者の定期的な心エコー図検査で，GLS（global longitudinal strain）の計測が推奨されるか？

ステートメント

ステートメント	推奨の強さ	エビデンスの強さ	合意率
● がん薬物療法中の患者の定期的な心エコー図検査で，GLSの計測が提案される．	弱い	C（弱）	92%（11/12）

1）本 CQ の背景

　本 CQ では，がん治療関連心筋障害の発症もしくは抗がん薬投与後の左室駆出率の低下の予測に GLS が有用か否かを検討した．さらに，抗がん薬投与後に，GLS の低下をガイドにして心保護薬の投与を決定する場合と，左室駆出率の低下をガイドにして心保護薬の投与を決定する場合を比較して，どちらが心機能（左室駆出率）の保持に有用か否も検討することも目的とした．

2）アウトカムの設定

　本 CQ では，抗がん薬治療が施行されたがん患者を対象とし，「GLS ガイド下でのフォロー」と「左室駆出率ガイド下でのフォロー」を比較して，「がん治療関連心筋障害の発症」「心不全の発症」「心保護薬投与のタイミング」の 3 項目について評価した．

3）採択された論文

　本 CQ に対する文献検索の結果，PubMed 31 編が抽出され，ハンドサーチ 1 編を加えた計 32 編がスクリーニング対象となった．2 回のスクリーニングを経て抽出された 1 編[1] を対象に定性的システマティックレビューを実施した．

4) アウトカムごとのシステマティックレビュー結果

(1) 左室駆出率の変化

　本研究[1] は抗がん薬投与後に，GLS ガイド下に心保護薬であるアンジオテンシン変換酵素（ACE）阻害薬，アンジオテンシンⅡ受容体拮抗薬（ARB）もしくは β 遮断薬の投与の可否を決定した場合と，左室駆出率ガイド下に心保護薬の投与の可否を決定した場合と比較して，抗がん薬投与後の左室駆出率の低下が抑えられるか否かを検討した．主要エンドポイントである左室駆出率の変化は 2 群間で有意差は認められなかった．しかしながら，心保護薬投与群のみの解析においては，左室駆出率の低下度合いは GLS ガイド下のほうで有意に抑えられた．

- エビデンスの強さ：C（弱）

(2) 死亡率

　特に有害事象の発生は認められなかった．

- エビデンスの強さ：C（弱）

5) システマティックレビューの考察・まとめ

(1) 益

　抗がん薬投与後に，GLS ガイド下に心保護薬の投与の可否を決定した場合，左室駆出率ガイド下に心保護薬の投与の可否を決定した場合と比較して，抗がん薬投与後の左室駆出率の低下が抑えられることが証明された有益な研究であった．また，GLS の測定はルーチンの心エコー図検査の継続で可能であるため，有益な検査法である．

(2) 害

　GLS はルーチンの心エコー図検査で取得した画像を解析することで計測できるが，スペックルトラッキング法の解析ソフトを有していない施設では GLS の計測ができない．

(3) コスト・資源

　GLS の測定は，ほぼルーチンの心エコー図検査の範囲内で可能であるため，解析ソフトを有している施設では，コストや資源に影響を与えない．

(4) まとめ

　抗がん薬投与後の左室駆出率の低下（もしくは心不全の発生）の予防に対して，GLS ガイド下に，心保護薬の投与の可否を決定した場合と，それ以外の指標をガイド下（特に左室駆出率）に心保護薬の投与の可否を決定した場合とを比較した研究を検索した．GLS のみのシングルアームもしくは後ろ向きの研究は散見され，いずれも GLS の有用性が証明されている．RCT 研究に関しては，この 2021 年に発表された SUCCOUR study[1] のみであった．本研究は，抗がん薬投与後の定期的な心エコー図検査で，GLS の計測が推奨されることを示した有用な RCT であるといえる．また，海外で行われた RCT であるが，日本でも十分に適応できる結果である．

6）推奨決定会議における協議と投票の結果

推奨決定会議に参加した WG 委員は 12 名であった．委員からの事前申告に基づき，経済的 COI・アカデミック COI による推奨決定への影響はないと判断した．システマティックレビューレポートに基づいて，推奨草案を提示し，推奨決定の協議と投票の結果，12 名中 11 名（92%）が原案に賛同し合意形成にいたった．

【文献】

1）Thavendiranathan P, Negishi T, Somerset E, et al; SUCCOUR Investigators. Strain-guided management of potentially cardiotoxic cancer therapy. J Am Coll Cardiol 2021; **77**: 392-401.

BQ 2

がん薬物療法中に心血管イベントを発症した患者に対して，がん薬物療法を継続することは推奨されるか？

ステートメント

ステートメント

● がん薬物療法が有効でかつ心血管イベントが軽度であり治療継続が可能と判断できる場合は，モニタリングと対症療法を行いながら治療継続を検討する．一方，治療継続が困難と判断される場合は，がん薬物療法を中止し，心血管毒性の少ない抗がん薬や放射線治療などの代替療法について検討する．

1) 本 BQ の背景

　　がん薬物療法の進歩によりがんの予後は改善しているが，一部の抗がん薬は心血管イベントをきたすことが知られる．心血管イベントは，軽症なものから心不全や冠動脈疾患，肺塞栓症，致死的不整脈など重篤なものまで多岐にわたる．また，心血管イベントは抗がん薬の種類によって可逆的なものと非可逆的なものがあるため，使用する薬剤による心血管合併症の特徴を熟知しておく必要がある．がん治療の現場では，心血管イベントを発症した患者に対し，がん薬物治療の継続が可能かについて慎重に検討する．

2) 解説

　　がん薬物療法施行中に心血管イベントを発症した場合は，その後の治療継続の可否を心血管イベントの重症度ならびに可逆性かどうかに応じて検討すべきである．

　　また，心血管イベント発症時の適切な管理と不必要ながん薬物療法の中断を避けるために，循環器医と腫瘍医の間で早期から密な連携をとりながら診療を行うことが推奨されている[1]．実際に，アントラサイクリン系薬剤による心機能障害にいたった患者に対して循環器医の介入有無で検討した研究では，介入がある群のほうが心保護薬内服アドヒアランスの向上と生命予後の改善が認められている[2]．

　　がん薬物療法施行中に発症する心血管イベントに対する診断や治療，管理方法に関して，欧州心臓病学会（ESC）[3]や米国臨床腫瘍学会（ASCO）[4]，欧州臨床腫瘍学会（ESMO）[1]などからガイドラインが公表されている．心血管イベントは，心筋障害と心不全，冠動脈疾患，不整脈，

高血圧症，血栓塞栓症，末梢動脈疾患，肺高血圧症，弁膜症，心膜炎や胸水貯留と多岐にわたる．がん薬物療法に伴う心筋障害と心不全は，がん治療関連心機能障害（cancer therapy-related cardiac dysfunction：CTRCD）と表現され，CTRCD は「がん薬物療法施行中に心不全症状の有無にかかわらず，左室駆出率値がベースラインよりも 10% 以上低下しかつ施設基準下限値を下回る状態」と定義されている．本ガイドラインでは左室駆出率下限値を 50% と定義した．

がん薬物療法施行中に重篤な心血管イベント（左室駆出率が 50% 未満 [1]，虚血性心疾患の発症 [3]，薬剤管理不能な不整脈や致死的不整脈の発症 [3,5]，高血圧緊急症 [3,5] など）を発症した場合は，がん薬物療法を中止する．治療再開に関しては，当該イベントの改善後に適切な支持療法を行いながら心血管イベントの発症頻度が少ない代替療法を検討する [1]．特にアントラサイクリン系薬剤による CTRCD は非可逆性であることが多くその予後も不良である [6] ことから，治療終了後も適切な経過観察と支持療法の継続が必要である．

心血管イベントが軽度な場合には，当該治療薬の心血管イベントが可逆性であることや治療の有効性が高く治療中断による不利益が大きいこと，適切な支持療法で経過観察が可能（患者アドヒアランスも含め）であれば，患者へ治療継続の同意を得たうえでがん薬物療法の継続を検討する．

【文献】

1) Curigliano G, Lenihan D, Fradley M, et al. Management of cardiac disease in cancer patients throughout oncological treatment: ESMO consensus recommendations. Ann Oncol 2020; **31**: 171-190.
2) Ammon M, Arenja N, Leibundgut G, et al. Cardiovascular management of cancer patients with chemotherapy-associated left ventricular systolic dysfunction in real-world clinical practice. J Card Fail 2013; **19**: 629-634.
3) Lyon AR, López-Fernández T, Couch LS, et al. 2022 ESC Guidelines on cardio-oncology developed in collaboration with the European Hematology Association (EHA), the European Society for Therapeutic Radiology and Oncology (ESTRO) and the International Cardio-Oncology Society (IC-OS). Eur Heart J 2022; **43**: 4229-4361.
4) Armenian SH, Lacchetti C, Barac A, et al. Prevention and monitoring of cardiac dysfunction in survivors of adult cancers: American Society of Clinical Oncology Clinical Practice Guideline. J Clin Oncol 2017; **35**: 893-911.
5) Alexandre J, Cautela J, Ederhy S, et al. Cardiovascular toxicity related to cancer treatment: a pragmatic approach to the American and European Cardio-Oncology Guidelines. J Am Heart Assoc 2020; **9**: e018403.
6) Felker GM, Thompson RE, Hare JM, et al. Underlying causes and long-term survival in patients with initially unexplained cardiomyopathy. N Engl J Med 2000; **342**: 1077-1084.

CQ 3

心血管疾患の合併のある HER2 陽性乳がん患者に対してトラスツズマブおよびペルツズマブ投与は推奨されるか？

ステートメント

ステートメント	推奨の強さ	エビデンスの強さ	合意率
● 投与前の循環器医との協議と治療中のモニタリングを前提に，トラスツズマブおよびペルツズマブ投与を提案する．	弱い	C（弱）	100%（12/12）

1）本 CQ の背景

　HER2 陽性乳がん患者に対するトラスツズマブおよびペルツズマブの投与は，初期治療でも転移・再発治療でもその有用性が示されている[1,2]．しかしながら副作用に心機能障害が知られ，重篤な心障害のある患者には禁忌であり，投与前から心機能の低下がある患者については慎重投与が求められている[3,4]．本 CQ では，ベースラインで心機能低下を有する患者にトラスツズマブおよびペルツズマブを投与することについての益と害について検討した．

2）アウトカムの設定

　心機能低下を伴う HER2 陽性乳がん患者を対象に，キードラッグであるトラスツズマブやペルツズマブを投与することの有用性と安全性について，生存期間の延長，無再発生存期間の延長，無増悪生存期間の延長，治療関連死の発生，心毒性の発現を主要なアウトカムに設定し，それぞれ質的システマティックレビューを行った．

3）採択された論文

　本 CQ に対する文献検索の結果，PubMed 351 編が抽出された．一次スクリーニングで 28 編の論文が抽出され，二次スクリーニングで 18 編の論文が抽出された．定性的システマティックレビューを行った．

4) システマティックレビュー結果

（1）有用性

　有用性については，1編のコホート研究（後ろ向き単施設）で生存期間の延長が示されている[5]．心機能低下を伴う患者を対象とし，抗 HER2 薬投与による無再発生存期間の延長や無増悪生存期間の延長について検討された論文はこれまで報告されていない．有用性について，対象となる研究が少なく一貫性は評価できないことも加味して，エビデンスは弱い．

（2）安全性

　安全性については，1編の介入研究（前向き多施設共同）[6] と1編の観察研究（後ろ向き単施設）[5] で治療関連死の発生について検討され，いずれも直接性が高いものであった．このうち介入研究では，コントロール群の設定はなかったが，心機能低下患者 30 人にトラスツズマブを投与した際に心原性の死亡例はなかった[6]．一方，観察研究では心機能低下患者で 20 人中 2 名（1 人は投与開始後 3 年，1 人は投与開始後 10 年）に死亡例があり（コントロールと比べてオッズ比 8.89），いずれの患者も左乳房への放射線照射とアントラサイクリン系薬剤の投与歴があった[5]．これらは，直接性は高いが，バイアスリスクを含むことや非一貫性の可能性があり，強いエビデンスとはいえない．心毒性の発現については，1編の介入研究（前向き多施設共同）[6] と4編の観察研究（すべて後ろ向き）があり，いずれも直接性は高いものであった[5,7~9]．このうち，介入研究では 30 例中 3 例（10%）で抗 HER2 薬による心機能低下，観察研究では 86 例中 21 例（24%）で心機能低下を認めている（対照群は 2.8%）[6]．よって心機能低下患者でトラスツズマブ投与による心機能低下発生例が多いと考えられた．また，観察研究の1編ではトラスツズマブ投与によって左室駆出率低下について有意差はないが，症候性心不全の発生が心機能低下群で多かった，と報告している[5]．このように，心エコー図上の心機能低下をアウトカムと考えると，対照群と比べて心機能低下症例群で発生率は高くなるが，大半の論文の論調は，左室駆出率は下がるが，重篤な心疾患発生にはいたりにくい，と指摘している．いくつかの試験では，心機能低下群に対して，トラスツズマブ投与前より循環器医の診察のもと，患者それぞれの状態に応じて適宜 ACE 阻害薬や β 遮断薬が使用されており，循環器医と協働してトラスツズマブの投与を行っていくことの重要性を述べていた[6,10,11]．

5) システマティックレビューの考察・まとめ

　以上のように有用性，安全性に関し後ろ向きの観察研究が多く，エビデンスとしては C（弱）と考える．
　推奨の強さについては，益については生存期間の延長が示唆され，害について心機能低下は認められるものの概ね重篤な心疾患の発生にはいたっていない．したがって，心機能低下のある患者に対しても，抗 HER2 薬の高い有効性を得る機会を失うのを避け，その投与前や投与中に循環器医と協働し慎重に投与する前提において，益が害を上回りトラスツズマブおよびペルツズマブを投与することを提案（弱く推奨）する．
　• エビデンスの強さ：C（弱）

6) 推奨決定会議における協議と投票の結果

　推奨決定会議に参加したWG委員は12名であった．委員からの事前申告に基づき，経済的COI・アカデミックCOIによる推奨決定への影響はないと判断した．システマティックレビューレポートに基づいて，推奨草案を提示し，推奨決定の協議と投票の結果，12名中12名（100％）が原案に賛同し合意形成にいたった．

【文献】

1）von Minckwitz G, Procter M, de Azambuja E, et al. Adjuvant pertuzumab and trastuzumab in early HER2-positive breast cancer. N Engl J Med 2017; **377**: 122-131.

2）Swain SM, Baselga J, Kim SB, et al. Pertuzumab, trastuzumab, and docetaxel in HER2-positive metastatic breast cancer. N Engl J Med 2015; **372**: 724-734.

3）Slamon DJ, Leyland-Jones B, Shak S, et al. Use of chemotherapy plus a monoclonal antibody against HER2 for metastatic breast cancer that overexpresses HER2. N Engl J Med 2001; **344**: 783-792.

4）Suter TM, Procter M, van Veldhuisen DJ, et al. Trastuzumab-associated cardiac adverse effects in the herceptin adjuvant trial. J Clin Oncol 2007; **25**: 3859-3865.

5）Nowsheen S, Aziz K, Park JY, et al. Trastuzumab in female breast cancer patients with reduced left ventricular ejection fraction. J Am Heart Assoc 2018; **7**: e008637.

6）Lynce F, Barac A, Geng X, et al. Prospective evaluation of the cardiac safety of HER2-targeted therapies in patients with HER2-positive breast cancer and compromised heart function: the SAFE-HEaRt study. Breast Cancer Res Treat 2019; **175**: 595-603.

7）Bergamini C, Dolci G, Rossi A, et al. Left atrial volume in patients with HER2-positive breast cancer: one step further to predict trastuzumab-related cardiotoxicity. Clin Cardiol 2018; **41**: 349-353.

8）Bonifazi M, Franchi M, Rossi M, et al. Trastuzumab-related cardiotoxicity in early breast cancer: a cohort study. Oncologist 2013; **18**: 795-801.

9）Serrano C, Cortés J, De Mattos-Arruda L, et al. Trastuzumab-related cardiotoxicity in the elderly: a role for cardiovascular risk factors. Ann Oncol 2012; **23**: 897-902.

10）Mavrogeni SI, Sfendouraki E, Markousis-Mavrogenis G, et al. Cardio-oncology, the myth of Sisyphus, and cardiovascular disease in breast cancer survivors. Heart Fail Rev 2019; **24**: 977-987.

11）Florido R, Smith KL, Cuomo KK, et al. Cardiotoxicity from human epidermal growth factor receptor-2 (HER2) targeted therapies. J Am Heart Assoc 2017; **6**: e006915.

BQ 4

血管新生阻害薬投与中の患者に対し，血圧管理が必要か？

ステートメント

ステートメント

● 血管新生阻害薬投与中の患者に対して，非がん患者と同等の血圧コントロールをすることが望ましい．ただし，血圧管理の適応や強度は個別に判断する必要がある．

1) 本 BQ の背景

　血管新生阻害薬は，血管新生を阻害し，高血圧を発症することが知られている．血管新生阻害薬投与中のがん患者の至適血圧を示すエビデンスは存在しないが，非がん患者に合わせた血圧コントロールが必要であると考えられる．

2) 解説

　がん細胞の増殖，進展には腫瘍血管新生が不可欠であることが広く知られている．がんの血管新生の中心的役割を担っているものに血管内皮細胞増殖因子（vascular endothelial growth factor：VEGF）ファミリーが含まれる．VEGF（あるいは VGEF-A）が細胞膜表面の VEGFR-1, -2 と結合すると VEGFR-1, -2 は二量体化によりチロシンキナーゼの活性化が生じ，血管内皮細胞の増殖，運動能の増加，血管の浸透性を亢進させ，血管新生を促進する．血管新生阻害薬はこれらのシグナル伝達を阻害することによって腫瘍の増殖を抑える効果を有するため，多くのがん種に使用されている．がんの治療効果を評価した血管新生阻害薬の RCT は多いが，血管新生阻害薬による薬剤誘発性高血圧に対する降圧薬の選択や降圧目標の評価を目的とした RCT は確認できなかった．

　高血圧は脳卒中，心血管疾患のリスク因子であり[1,2]，日本人においても高血圧が脳心血管疾患にかかわっていることが示されている[3,4]．そのため，各個人のリスク因子に応じた血圧コントロールが求められているが，血圧管理では生活習慣の改善（減塩，運動習慣，禁煙，節酒など）や服薬や家庭血圧測定など一定の負担を強いることになる．血圧管理のエビデンスは非がん患者の長期予後改善を示しているが，血管新生阻害薬を投与するがん患者の予後は，各がん患者によって異なるため，予後が限られたがん患者にとっても血圧管理による利益があるのか議論

の余地が残る．一方，長期予後が期待できるがん患者にとっては，非がん患者と同等の利益が見込まれると考えられる．

　血管新生阻害薬による高血圧の頻度は，薬剤により異なる．ベバシズマブの投与患者を対象とした 19 編の RCT をまとめたメタアナリシスでは，ベバシズマブの投与による血圧上昇のリスクはリスク比 5.38（95％CI 3.63〜7.97）であった[5]．また，チロシンキナーゼ阻害薬による高血圧の発症率は 23.0〜49.7％であった[6,7]．治療開始前の高血圧の有無[6,8〜10]，投与量[5,11]，がん種[5,11]，高齢[12]，BMI[6]，血清クレアチニン値[8]が血圧上昇のリスクと関連している可能性がある．薬剤の副作用では被疑薬の減量・休薬が治療の原則であるが，抗がん薬においては代替薬が少ないため，被疑薬の減量・休薬が治療の停滞を招き，がんの予後を悪化させるおそれがあることから，抗がん薬による薬剤誘発性高血圧は，降圧薬によって血圧をコントロールしながら被疑薬を継続することが多い．血管新生阻害薬誘発性高血圧の治療目標は効果的ながんに対する治療効果を確保しながら，脳卒中，心筋梗塞，心不全における短期的なリスクを軽減することにある．血管新生阻害薬の致死的合併症を検討したメタアナリシスでは，対照群と比較して血管新生阻害薬では致死的合併症のリスクは 2.23（95％CI 1.12〜4.44，$p=0.023$）にのぼると報告している[13]．

　血管新生阻害薬誘発性の高血圧に対して，どの薬剤が有効であるかを比較した RCT は存在しない．日本高血圧学会の『高血圧治療ガイドライン 2019』では，治療開始前に高血圧がある場合には厳格な降圧を図り，高血圧が発症した場合には，該当薬の減量や休薬を考慮するとともに，通常の降圧薬を用いた治療を行うが，状況によってレニン・アンジオテンシン・アルドステロン（RAA）系阻害薬あるいはカルシウム拮抗薬を推奨する報告もあると記載されている[14]．再発腎細胞がん患者に対するメタアナリシスで RAA 系阻害薬を投与した患者では生存を改善したという報告がある[15]．また，他の降圧薬に比べて利尿薬以外のすべてのクラスの降圧薬が有効であったという報告もある[16]．

　以上より，血管新生阻害薬投与中の患者は，非がん患者に合わせた血圧コントロールをする必要があると考えられた．また，治療抵抗性高血圧の場合は高血圧専門医への紹介や相談が望ましいと考えられる．

【文献】

1）Imano H, Kitano A, Sato S, et al. Trends for blood pressure and its contribution to stroke incidence in the middle-aged Japanese population: the Circulatory Risk in Communities Study (CIRCS). Stroke 2009; **40**: 1571-1577.

2）Fujiyoshi A, Ohkubo T, Miura K, et al. Blood pressure categories and long-term risk of cardiovascular disease according to age group in Japanese men and women. Hypertens Res 2012; **35**: 947-953.

3）Takashima N, Ohbubo T, Miura K, et al. Long-term risk of BP values above normal for cardiovascular mortality: a 24-year observation of Japanese aged 30 to 92 years. J Hypertens 2012; **30**: 2299-2230.

4）Ikeda A, Iso H, Yamagishi K, et al. Blood pressure and the risk of stroke, cardiovascular disease, and all-cause mortality among Japanese: the JPHC Study. Am J Hypertens 2009; **22**: 273-280.

5）An MM, Zou Z, Shen H, et al. Incidence and risk of significantly raised blood pressure in cancer patients treated with bevacizumab: an updated meta-analysis. Eur J Clin Pharmacol 2010; **66**: 813-821.

6）Hamnvik OP, Choueiri TK, Turchin A, et al. Clinical risk factors for the development of hypertension in patients treated with inhibitors of the VEGF signaling pathway. Cancer 2014; **121**: 311-319.

7）Liu B, Ding F, Liu Y, et al. Incidence and risk of hypertension associated with vascular endothelial growth factor receptor tyrosine kinase inhibitors in cancer patients: a comprehensive network meta-analysis of 72 randomized controlled trials involving 30013 patients. Oncotarget 2016; **7**: 67662.

8) Nishihara M, Morikawa N, Yokoyama S, et al. Risk factors increasing blood pressure in Japanese colorectal cancer patients treated with bevacizumab. Pharmazie 2018; **73**: 671-675.

9) Hatake K, Doi T, Uetake H, et al. Bevacizumab safety in Japanese patients with colorectal cancer. Jpn J Clin Oncol 2016; **46**: 234-240.

10) Wicki A, Hermann F, Prêtre V, et al. Pre-existing antihypertensive treatment predicts early increase in blood pressure during bevacizumab therapy: the prospective AVALUE cohort study. Oncol Res Treat 2014; **37**: 230-236.

11) Ranpura V, Pulipati B, Chu D, et al. Increased risk of high-grade hypertension with bevacizumab in cancer patients: a meta-analysis. Am J Hypertens 2010; **23**: 460-468.

12) Sorio R, Roemer-Becuwe C, Hilpert F, et al. Safety and efficacy of single-agent bevacizumab-containing therapy in elderly patients with platinum-resistant recurrent ovarian cancer: subgroup analysis of the randomised phase III AURELIA trial. Gynecol Oncol 2017; **144**: 65-71.

13) Schutz FA, Je Y, Richards CJ, et al. Meta-analysis of randomized controlled trials for the incidence and risk of treatment-related mortality in patients with cancer treated with vascular endothelial growth factor tyrosine kinase inhibitors. J Clin Oncol 2012; **30**: 871-877.

14) 日本高血圧学会高血圧治療ガイドライン作成委員会（編）．高血圧治療ガイドライン 2019，ライフサイエンス出版，2019.

15) McKay RR, Rodriguez GE, Lin X, et al. Angiotensin system inhibitors and survival outcomes in patients with metastatic renal cell carcinoma. Clin Cancer Res 2015; **21**: 2471-2479.

16) Bottiglieri S, Muluneh B, Sutphin S, et al. Blood pressure control in patients receiving bevacizumab in an outpatient cancer center. J Oncol Pharm Pract 2010; **17**: 333-338.

CQ 5-1

プロテアソーム阻害薬（カルフィルゾミブ）を投与する多発性骨髄腫患者に対して心臓評価は推奨されるか？

ステートメント

ステートメント	推奨の強さ	エビデンスの強さ	合意率
● プロテアソーム阻害薬を投与する多発性骨髄腫患者に対して心臓評価を行うことを提案する.	弱い	D（非常に弱）	100%（12/12）

1) 本CQの背景

(1) 多発性骨髄腫患者は心血管疾患高リスクである

　多発性骨髄腫は，骨髄または骨髄外でクローナルな形質細胞が増加する造血器腫瘍性疾患であり，高カルシウム血症，腎障害，貧血，骨病変を主な症状として発症する．わが国の2019年における粗罹患率は10万人あたり6.0人（男性6.6人，女性5.5人），診断時年齢中央値は67歳．高齢好発のため高血圧，脂質異常症，糖尿病などの併存率も高く，米国の後方視的コホート研究によれば約2/3の患者で虚血性心疾患，不整脈，慢性心不全を併存していた[1,2]．さらに免疫グロブリン軽鎖（ALアミロイド）沈着による心アミロイドーシス，静脈血栓塞栓症，過粘稠度症候群，クリオグロブリン血症だけでなく，高カルシウム血症[3]，腎不全[3]，貧血[4,5]も心血管合併症の発症/増悪に関連する．なかでもALアミロイドーシスは12〜15%に合併し[6]，心不全合併例の予後は極めて不良である[7]．

(2) プロテアソーム阻害薬は多発性骨髄腫治療のキードラッグである

　多発性骨髄腫は，プロテアソーム阻害薬（ボルテゾミブ，イキサゾミブ，カルフィルゾミブ），免疫調整薬（immunomodulatory drugs：IMiDs）（サリドマイド，レナリドミド，ポマリドミド），抗CD38抗体薬（ダラツムマブ，イサツキシマブ），抗SLAMF7抗体（エロツズマブ），B細胞成熟抗原（B cell maturation antigen：BCMA）を標的とするキメラ抗原受容体遺伝子導入T細胞（chimeric antigen receptor induced T-cell：CAR-T細胞）療法が新しく承認された．本邦のガイドライン[8,9]では自家末梢血幹細胞移植適応のある初発多発性骨髄腫患者，移植非適応患者ともに新規薬剤を含む併用療法が推奨されている．治療成績は時代ともに飛躍的に改善している[10]が，新規薬剤は従来の細胞障害性（殺細胞性）抗がん薬とは異なった有害事象を発生させ，

その管理がさらに重要となった.

(3) カルフィルゾミブによる心血管関連有害事象の発現機序

プロテアソーム阻害薬のひとつであるカルフィルゾミブは高血圧, 心不全などの心血管関連有害事象（cardiovascular adverse event：CVAE）/がん治療関連心機能障害（cancer therapy-related cardiac dysfunction：CTRCD）を引き起こす. ①心筋細胞での小胞体ストレスの増加, ミトコンドリアの機能障害による reactive oxygen species（ROS）の蓄積, ②NF-κB の恒常的活性化, ③カルシニューリン–NFAT 経路の活性化, ④内皮型 NO 合成酵素（eNOS）の低下による血管内皮機能低下, ⑤プロテインホスファターゼ 2A（PP2A）活性化などの機序が推察されている[2]. 動物実験ではカルフィルゾミブの心筋細胞への作用は可逆的で, メトホルミンの左心室機能保護的作用が示唆される[11] が, 臨床応用にはいたっていない. 現状では心血管関連有害事象の予防法は確立しておらず, 血液腫瘍科医と腫瘍循環器医の十分な情報共有と連携による有害事象管理が望ましい.

以上の背景から心臓評価を行うことの意義を検討するために「プロテアソーム阻害薬（カルフィルゾミブ）を投与する多発性骨髄腫患者に対して心臓評価は推奨されるか？」という CQ を設定した.

2) アウトカムの設定

本 CQ では, 多発性骨髄腫を対象とし, 「カルフィルゾミブ」と「ボルテゾミブ」を比較して, 「全生存期間」「無増悪生存期間」「奏効割合」「すべての有害事象発症率」「心血管関連有害事象発症率」のアウトカムを設定し評価した.

3) 採択された論文

本 CQ に対する文献検索の結果, PubMed 357 編が抽出されスクリーニング対象となった. 2 回のスクリーニングを経てカルフィルゾミブを含む前向きランダム化比較試験（CLARION 試験, ENDURANCE 試験, ASPIRE 試験, ENDEAVOR 試験, A.R.R.O.W 試験）を採用しエビデンスの評価を行った. 心血管関連有害事象は, メタアナリシス/システマティックレビュー 3 件を含めた. この CQ に回答するためには, プロテアソーム阻害薬投与患者に対する心機能評価介入の有効性を検証した前向き比較試験が必要だが, 検索した範囲では存在しなかった. 一方, プロテアソーム阻害薬投与前後に定期的な心筋バイオマーカー（トロポニン I または T, BNP, NT-proBNP）, 心電図検査, 心エコー図検査を行った前向きコホート研究が 2 件あり, 心機能評価の有効性について検討した.

4) システマティックレビュー結果

(1) 新規発症多発性骨髄腫を対象としたカルフィルゾミブとボルテゾミブを比較した前向きランダム化比較試験：CLARION 試験（カルフィルゾミブ＋メルファラン＋プレドニゾロン [CMP] 療法 vs. ボルテゾミブ＋メルファラン＋プレドニゾロン [BMP] 療法)[12]，ENDURANCE 試験（カルフィルゾミブ＋レナリドミド＋デキサメサゾン [CLd] 療法 vs ボルテゾミブ＋レナリドミド＋デキサメサゾン [BLd] 療法)[13]

主要評価項目である無増悪生存期間は両試験ともボルテゾミブに対するカルフィルゾミブの優越性は示されなかった［CLARION 試験：ハザード比 0.906（95％CI 0.746〜1.101），$p=0.1590$，ENDURANCE 試験：ハザード比 1.04（95％CI 0.83〜1.31），$p=0.74$］．有害事象は，ボルテゾミブ群で末梢神経障害の頻度が増加し，カルフィルゾミブ群で高血圧，心不全などの心血管関連有害事象が増加した．

- エビデンスの強さ：B（中）

(2) 再発または難治性多発性骨髄腫患者を対象としてカルフィルゾミブ併用療法を検証した ASPIRE 試験 [14]，ENDEAVOR 試験 [15〜17]

ともに主要評価の無増悪生存期間（PFS）は ASPIRE 試験［ハザード比 0.69（95％CI 0.57〜0.83），$p<0.00114$][14]，ENDEAVOR 試験［ハザード比 0.533（95％CI 0.44〜0.65），$p<0.0001$][15〜17] であり，カルフィルゾミブ併用群で有意に延長した．さらに全生存期間（OS）は ASPIRE 試験［ハザード比 0.79（95％CI 0.63〜0.99），$p=0.004514$][14]，ENDEAVOR 試験［ハザード比 0.791（95％CI 0.648〜0.964），$p=0.010$][15〜17] であり，カルフィルゾミブの優越性が示された．

- エビデンスの強さ：B（中）

(3) 再発または難治性多発性骨髄腫に対するカルフィルゾミブの投与方法の違いによる予後を検討した A.R.R.O.W.試験 [18]

$27\,mg/m^2$ 週 2 回より，$70\,mg/m^2$ 週 1 回投与のほうが無増悪生存期間［ハザード比 0.69（95％CI 0.54〜0.83），$p=0.0029$］ならびに全奏効率［オッズ比 2.49（95％CI 1.72〜3.60），$p<0.0001$］ともに有意に良好であった．

ENDEAVOR 試験，A.R.R.O.W 試験のサブグループ解析で人種による効果の差は認めなかった [19]．

- エビデンスの強さ：C（弱）

(4) 心血管関連有害事象に関するシステマティックレビュー [20〜22]

ASPIRE 試験，ENDEAVOR 試験，A.R.R.O.W 試験を含むシステマティックレビューにおいて，カルフィルゾミブによる心血管関連有害事象は全 Grade 18.1％，Grade 3 以上 8.2％，その相対危険度は全 Grade 1.8 倍 [20]〜2.03 倍 [22]（95％CI 1.19〜3.46，$p=0.010$），Grade 3 以上 2.04 倍 [22]〜2.2 倍 [20]（95％CI 1.6〜2.9 倍，$p<0.001$），ボルテゾミブと比べ相対危険度 2.2 倍（95％CI 1.5〜3.3 倍）[20] であった．カルフィルゾミブによる心不全は 36.8〜60％が改善，40〜60.5％が非改善，5.3〜12％が死亡した [21]．Number needed to harm（NNH）for the development CVAE は，心不全；カルフィルゾミブ＋レナリドミド＋デキサメサゾン療法（CLd 療法）102.8 人，カルフィルゾ

ミブ＋デキサメサゾン療法（Cd療法）30.8人，高血圧：CLd療法75.1人，Cd療法12.9人，骨髄腫の増悪/死亡を改善させるためのNumber needed treatmentはCLd療法8.2人，Cd療法2.5人であった[21]．リスク因子は「カルフィルゾミブ投与量45 mg/m^{2}以上」[20]，レナリドミド併用（$p=0.033$）[22]が抽出された．高用量のカルフィルゾミブ投与群でGrade 3以上の心不全は増加しておらず（週1回高用量群3% vs. 週2回標準投与量群4%），カルフィルゾミブ投与時間（2～10分の静脈注射 vs. 30分程度の点滴静注）による心毒性の関連も示されていない[18]．

- エビデンスの強さ：A（強）

（5）心機能評価を行った前向きコホート研究

　心機能評価を行った前向きコホート研究では，カルフィルゾミブ治療前に82%の患者でNT-proBNP基準値を超え，治療後72%でさらに上昇したが，臨床症状との関連は認めなかった[24]．重篤な心臓有害事象（左室駆出率低下4例，心筋梗塞1例）発症例の治療前左室駆出率は正常範囲（＞50%）であり治療前の心エコー図検査［左室駆出率，GLS（global longitudinal strain），E/é ratio］では予測困難であり，心血管関連有害事象を早期に捉える他の因子も抽出できなかった[24]．一方別の前向きコホート試験[25]では，治療開始から心血管関連有害事象発生までの期間中央値31日，86%が治療開始3ヵ月以内の早期発生であり，①治療前のBNP＞100 pg/mL またはN-terminal pro BNP＞125 pg/mL 上昇（オッズ比10.8，$p<0.001$），②カルフィルゾミブ投与開始2～3週以内のBNP上昇（オッズ比36.0，$p<0.001$），③家族歴，高血圧症，脂質異常症，糖尿病，喫煙のうち2以上の心臓リスクあり［1以下の場合，2以上とのハザード比0.5（95%CI 0.3～0.9，$p=0.02$）］が心血管関連有害事象のリスク因子として抽出された．さらに心血管関連有害事象が生じた患者は全生存期間（$p<0.001$），無増悪生存期間（$p=0.01$）が有意に悪化した．

- エビデンスの強さ：D（非常に弱）

　なお，イタリア高血圧学会とEuropean Myeloma Networkが作成したカルフィルゾミブ投与患者の心血管関連有害事象に関する予防，モニタリング，治療のコンセンサスペーパー[23]では血圧測定によるモニタリングを推奨しているが，血清心筋マーカー，心エコー図検査などの検査は心不全徴候出現時の評価とされている．

5）システマティックレビューの考察・まとめ

（1）益

　現時点でのエビデンスとして，初発多発性骨髄腫におけるボルテゾミブに対するカルフィルゾミブの優越性は示されていないが，心機能が保たれた再発または難治性多発性骨髄腫患者に対して無増悪生存期間を延長させ，その治療効果は心血管関連有害事象発症リスクを上回る．

（2）害

　カルフィルゾミブはボルテゾミブと比較して，2倍程度の心不全，高血圧の発症リスクがあることから，心血管関連有害事象に注意しながら治療を行うことが重要である．

　血圧測定，BNP/NT-proBNP，心エコー図検査は，軽微な侵襲かつ利便性が高いモニター方法である．

(3) コスト・資源

　カルフィルゾミブ，ボルテゾミブともに週1〜2回の投与が標準であり，心機能評価による来院頻度増加の影響は少ない．BNP/NT-proBNP などの血清心筋マーカー測定，心エコー図検査は心不全患者に対して保険が適用される検査項目であり，さらにプロテアソーム阻害薬投与患者の多くが高額療養費制度を利用すると想定されることから，医療費の自己負担増加分も軽微と考える．

(4) まとめ

　前向きコホート試験1報告のみであるが，BNP/NT-proBNP モニタリングは心血管関連有害事象の予測，早期発見に寄与する可能性がある．また重度の心機能低下を有する患者に対するカルフィルゾミブ投与の有効性と安全性は臨床試験では示されておらずカルフィルゾミブ投与前の心エコー図検査はベースライン評価として重要と考えられる．

　以上より，本CQに対する結論として，プロテアソーム阻害薬を投与する多発性骨髄腫患者に対して心臓評価（BNP/NT-proBNP 測定，心エコー図検査）を行うことを提案（弱く推奨）する．具体的なモニタリング項目，時期については，本ガイドライン CQ 9-1，BQ 9-2，FRQ 9-3 を参照．

6) 推奨決定会議における協議と投票の結果

　推奨決定会議に参加したWG委員は12名であった．委員からの事前申告に基づき，経済的COI・アカデミックCOIによる推奨決定への影響はないと判断した．システマティックレビューレポートに基づいて，推奨草案を提示し，推奨決定の協議と投票の結果，12名中12名（100％）が原案に賛同し合意形成にいたった．

【文献】

1) Plummer C, Driessen C, Szabo Z, et al. Management of cardiovascular risk in patients with multiple myeloma. Blood Cancer J 2019; **9**: 26.
2) Wu P, Oren O, Gertz MA, et al. Proteasome inhibitor-related cardiotoxicity: mechanisms, diagnosis, and management. Curr Oncol Rep 2020; **22**: 66.
3) Gansevoort RT, Correa-Rotter R, Hemmelgarn BR, et al. Chronic kidney disease and cardiovascular risk: epidemiology, mechanisms, and prevention. Lancet 2013; **382**: 339-352.
4) Sarnak MJ, Tighiouart H, Manjunath G, et al. Anemia as a risk factor for cardiovascular disease in The Atherosclerosis Risk in Communities (ARIC) study. J Am Coll Cardiol 2002; **40**: 27-33.
5) Hegde N, Rich MW, Gayomali C. The cardiomyopathy of iron deficiency. Tex Heart Inst J 2006; **33**: 340-344.
6) Bahlis NJ, Lazarus HM. Multiple myeloma-associated AL amyloidosis: is a distinctive therapeutic approach warranted? Bone Marrow Transplant 2006; **38**: 7-15.
7) Falk RH, Comenzo RL, Skinner M. The systemic amyloidosis. N Engl J Med 1997; **337**: 898-909.
8) 日本血液学会（編）．造血器腫瘍診療ガイドライン 2018 年版補訂版，金原出版，2020.
9) 日本骨髄腫学会（編）．多発性骨髄腫の診療指針，第5版，文光堂，2020.
10) Ozaki S, Handa H, Saitoh T, et al. Trends of survival in patients with multiple myeloma in Japan: a multicenter retrospective collaborative study of the Japanese Society of Myeloma. Blood Cancer J 2015; **5**: e349.
11) Efentakis P, Kremastiotis G, Varela A, et al. Molecular mechanisms of carfilzomib-induced cardiotoxicity in mice and the emerging cardioprotective role of metformin. Blood 2019; **133**: 710-723.

12) Facon T, Lee J.H, Moreau P, et al. Carfilzomib or bortezomib with melphalan-prednisone for transplant-ineligible patients with newly diagnosed multiple myeloma. Blood 2019; **133**: 1953-1963.

13) Kumar SK, Jacobus SJ, Cohen AD, et al. Carfilzomib or bortezomib in combination with lenalidomide and dexamethasone for patients with newly diagnosed multiple myeloma without intention for immediate autologous stem-cell transplantation (ENDURANCE): a multicentre, open-label, phase3, randomized, controlled trial. Lancet Oncol 2020; **21**: 1317-1330.

14) Stewart AK, Rajkumar SV, Dimopoulos MA, et al. Carfilzomib, lenalidomide, and dexamethasone for relapsed multiple myeloma. N Engl J Med 2015; **372**: 142-152.

15) Dimopoulos MA, Moreau P, Palumbo A, et al. Carfilzomib and dexamethasone versus bortezomib and dexamethasone for patients with relapsed or refractory multiple myeloma (ENDEAVOR): a randomized, phase 3, open-label, multicentre study. Lancet Oncol 2016; **17**: 27-38.

16) Dimopoulos M, Goldschmidt HG, Niesvizky R, et al. Carfilzomib or bortezomib in relapsed or refractory multiple myeloma (ENDEAVOR): an interim overall survival analysis of an open-label, randomized, phase 3 trial. Lancet Oncol 2017; **18**: 1327-1337.

17) Moreau P, Joshua D, Chang WJ, et al. Impact of prior treatment on patients with relapsed multiple myeloma with carfilzomib and dexamethasone vs bortezomib and dexamethasone in the phase 3 ENDEAVOR study. Leukemia 2017; **31**: 115-122.

18) Moreau P, Mateos MV, Berenson JR, et al. Once weekly versus twice weekly carfilzomib dosing in patients with relapsed and refractory multiple myeloma (A.R.R.O.W.): interim analysis results of a randomized, phase 3 study. Lancet Oncol 2018; **19**: 953-964.

19) Dimopoulos MA, Moreau P, Iida S, et al. Outcome for Asian patients with multiple myeloma receiving once- or twice-weekly carfilzomib-based therapy: a subgroup analysis of the randomized phase 3 ENDEAVOR and A.R.R.O.W. trials. Int J Hematol 2019; **110**: 466-473.

20) Waxman Aj, Clasen S, Hwang WT, et al. Carfilzomib-associated cardiovascular adverse events: a systemic review and meta-analysis. JAMA Oncol 2018; **4**: e174519.

21) Chari A, Stewart AK, Russell SD, et al. Analysis of carfilzomib cardiovascular safety profile across relapsed and/or refractory multiple myeloma clinical trials. Blood Adv 2018; **2**: 1633-1644.

22) Shah C, Bishnoi R, Jain A, et al. Cardiotoxicity associated with carfilzomib: systematic review and meta-analysis. Leuk Lymphoma.2018; **59**: 2557-2569.

23) Bringhen S, Milan A, D'Agostino M, et al. Prevention, monitoring and treatment of cardiovascular adverse events myeloma patients receiving carfilzomib. J Int Med 2019; **286**: 63-74.

24) Rosenthal A, Luthi J, Belohlavek M, et al. Carfilzomib and the cardiorenal system in myeloma: an endothelial effect? Blood Cancer J 2016; **6**: e384.

25) Cornell RF, Ky B, Weiss BM, et al. Prospective study of cardiac events during proteasome inhibitor therapy for relapsed multiple myeloma. J Clin Oncol 2019; **37**: 1946-1955.

FRQ 5-2

心機能低下のある多発性骨髄腫患者にはカルフィルゾミブよりもボルテゾミブ，イキサゾミブ投与が推奨されるか？

ステートメント

ステートメント

● 現状では心機能低下を伴う多発性骨髄腫患者に対してプロテアソーム阻害薬同士を直接比較した臨床試験はないため，益と害を踏まえた推奨は困難である．今後，骨髄腫患者におけるプロテアソーム阻害薬投与前の心機能低下の有無や投与中の心機能変化などについて，前向き観察研究やリアルワールドデータを用いた後方視的研究などによる有効性・安全性に関する解析・研究が望まれる．

1）本 FRQ の背景

多発性骨髄腫に対するプロテアソーム阻害薬は，ボルテゾミブ，イキサゾミブ，カルフィルゾミブの3薬剤が本邦で保険承認されている．プロテアソーム阻害薬投与歴のない再発または難治性多発性骨髄腫に対しては，上記3剤のプロテアソーム阻害薬が使用可能である．多発性骨髄腫患者はその病態（高カルシウム血症，腎機能障害，貧血），加齢に伴う併存症（高血圧，糖尿病，脂質異常症，虚血性心疾患，心臓弁膜症）の増加などにより心機能低下を認めうる．さらにカルフィルゾミブはボルテゾミブや他の薬剤と比較して2倍程度心血管関連有害事象のリスクが高い[1]．

この背景から「心機能低下を伴う多発性骨髄腫患者における最適な治療薬は何か？」は重要臨床課題のひとつとしてあげられる．「心機能低下のある多発性骨髄腫患者にはカルフィルゾミブよりもボルテゾミブ，イキサゾミブ投与が推奨されるか？」という CQ を設定したが，心機能低下を伴う多発性骨髄腫患者を対象とした前向きランダム化比較試験は存在しないため FRQ に変更し，今までの知見と今後の課題を解説する．

2）解説

カルフィルゾミブはボルテゾミブと比較して，心機能の保たれた多発性骨髄腫患者において初発例の場合は生存期間延長効果への優越性は示されなかった[2,3]が，再発または難治性に対し

ては無増悪生存期間，全生存期間ともに延長効果が示されている[4,5]．①左室駆出率＜40%，②NYHA心機能分類Ⅲ/Ⅳ度の心不全，③4〜6ヵ月以内の心筋梗塞の既往/症候性心筋虚血/コントロール不良の狭心症，④コントロール不良の不整脈/伝導異常，⑤コントロール不良の高血圧のいずれかにあてはまる患者は臨床試験から除外されており，カルフィルゾミブの安全性，有効性は評価されていないが，左室駆出率＞40%かつ，NYHA心機能分類Ⅰ〜Ⅱ度の心不全の場合には，腫瘍循環器医/循環器医らと綿密な連携のもと心血管有害事象の発生に注意しながらカルフィルゾミブ投与を検討することは許容されると考える．

　ALアミロイドーシスによる心アミロイドーシスは多発性骨髄腫と比べ，約80%で血清遊離軽鎖がλ型に偏る，約半数でt(11;14)の染色体異常あり[6]（多発性骨髄腫では約15%）など，分子病理遺伝学的に異なる可能性が示唆されているが，ALアミロイドーシス患者を対象としたボルテゾミブ，イキサゾミブのランダム化比較試験があり，心機能低下した患者に対する安全性情報として外挿できる可能性がある．

(1) ボルテゾミブ併用療法の前向きランダム化比較試験
①メルファラン＋デキサメサゾン＋ボルテゾミブ併用療法の前向きランダム化比較試験[7]
　メルファラン＋デキサメサゾン＋ボルテゾミブ併用療法（BMDex）群にNYHA心機能分類Ⅰ/Ⅱ度は30%/47%，Mayo Cardiac stage 2004基準によるCardiac stage Ⅰ/Ⅱ/Ⅲaは13%/70%/17%が含まれていた．治療3ヵ月時点での血液学的奏効［主要評価項目］（$p=0.002$），無増悪生存期間（ハザード比0.46，95%CI 0.28〜0.74），全生存期間（ハザード比0.5，95%CI 0.27〜0.9）ともにボルテゾミブ併用群が有意に良好であった．NT-proBNPを指標とした心機能改善割合［NT-proBNPが30%を超える低下（かつベースラインが650を超える場合には300 ng/Lを超える低下）］（$p=0.195$）は統計学的な差を認めなかったが心不全の増悪は認められず，治療関連死亡も観察されなかった．
②ANDROMEDA試験[8,9]
　Mayo Cardiac stage Ⅰ/Ⅱ/Ⅲaが，以下に示すとおりそれぞれの治療群に含まれていた．ダラツムマブ＋シクロホスファミド＋ボルテゾミブ＋デキサメサゾン療法（Dara-CyBorD）群（$n=195$）24.1%/39.0%/35.9%，シクロホスファミド＋ボルテゾミブ＋デキサメサゾン療法（CyBorD）群（$n=193$）22.3%/41.5%/33.2%，NT-proBNP中央値は，Dara-CyBorD群；1,388.6（51〜10,182）ng/L，CyBorD群；1,746（51〜12,950）ng/Lであった．主要評価項目の血液学的奏効割合［相対危険度2.9，95%CI 2.1〜4.1，$p<0.001$）］はDara-CyBorD群が良好であり新規発症ALアミロイドーシス患者に対するDara-CyBorD療法の有効性が示されたが，心アミロイドーシスの増悪はCyBorD群7.7%，Dara-CyBorD群2.5%，Grade 3/4の心血管関連有害事象はそれぞれ4.8% vs. 6.2%で観察された．56例の死亡（CyBorD群29例，Dara-CyBorD群27例）のほとんどが心アミロイドーシスを持つ患者で生じたため，治療中の心臓突然死を含む死亡に注意が必要である．

(2) TOURMALINE-AL1試験[10]
　再発または難治性ALアミロイドーシス患者が対象でイキサゾミブ＋デキサメサゾン療法（Ixa＋Dex：ID群）と治療医選択治療（Physician's choice：PC群）の比較試験である．ID群のMayo Cardiac stage；Ⅰ期33%/Ⅱ期29%/Ⅲ期38%，NYHA心機能分類：0またはⅠ度64%/ⅡまたはⅢ度36%であった．血液学的奏効割合［主要評価項目］（$p=0.76$），完全奏効割

合（$p=0.22$）は統計学的な差を認めなかったが，臓器機能悪化または死亡までの期間（ハザード比 0.53，95％CI 0.32〜0.87，$p=0.01$），心機能改善割合［オッズ比 4.23（95％CI 1.34〜13.35），$p=0.0089$］は ID 群で有意に良好であった．ID 群で治療継続期間（ハザード比 0.46，95％CI 0.32〜0.67）が有意に延長したが，イキサゾミブで心房細動を含む不整脈が増加し（全 Grade/Grade≧3；ID 群 26％/9％ vs. PC 群 15％/6％），死亡は ID 群 6％，PC 群 5％に認められ，その原因は AL アミロイドーシスまたは合併症で，死亡例の全例に心アミロイドーシスがあった．

（3）前治療歴を有する AL アミロイドーシス患者に対するカルフィルゾミブ第 I / II 相試験 [11]

本試験は学会報告しかなく論文報告が待たれる．

対象は再発または難治性 AL アミロイドーシス，Mayo Cardiac stage；I 期/II 期，左室駆出率≧40％，クレアチニンクリアランス≧30 mL/min，カルフィルゾミブ投与歴なしの 28 例．50％に心アミロイドーシスを認め，NT-proBNP のベースライン中央値 542 pg/mL（20〜13,571），治療関連死亡は認めなかったが，20 例（71％）で Grade 3/4 の有害事象を認め，心血管関連有害事象は低酸素血症 1/28 例，胸痛 1/28 例，低血圧 1/28 例，高血圧 3/28 例，左室駆出率低下/慢性心不全 3/28 例，症候性心室性頻拍 2/28 例（うち 1 例は心停止により除細動を必要とした）であった．11 例で NT-proBNP が 30％以上かつ 300 pg/mL の上昇が観察されたが，うち 6 例は心エコー図検査上の悪化所見は認めなかった．本試験の研究グループは，カルフィルゾミブ投与中の患者において，NT-proBNP 上昇は必ずしも心機能悪化と関連せず心エコー図検査による判断が望ましいとしている．

AL アミロイドーシスに関してはボルテゾミブ，イキサゾミブの有効性が示されているが，心アミロイドーシス患者では突然死含め治療中の死亡例も報告されている．現在のところ心機能低下を伴う多発性骨髄腫に対するプロテアソーム阻害薬の直接比較可能なデータがなく，優先順位をつけることができない．骨髄腫の生物学的特性，フレイルの程度，社会的要因なども考慮して治療方針と治療目標を決定することが望ましい．

3）今後の研究課題

今後，骨髄腫患者におけるプロテアソーム阻害薬投与前の心機能低下の有無や投与中の心機能変化などについて，前向き観察研究やリアルワールドデータなどを用いた後方視的研究などによる有効性・安全性に関するさらなる解析・研究が望まれる．

【文献】

1）Waxman Aj, Clasen S, Hwang WT, et al. Carfilzomib-associated cardiovascular adverse events: a systemic review and meta-analysis. JAMA Oncol 2018; **4**: e174519.
2）Facon T, Lee J.H, Moreau P, et al. Carfilzomib or bortezomib with melphalan-prednisone for transplant-ineligible patients with newly diagnosed multiple myeloma. Blood 2019; **133**: 1953-1963.
3）Kumar SK, Jacobus SJ, Cohen AD, et al. Carfilzomib or bortezomib in combination with lenalidomide and dexamethasone for patients with newly diagnosed multiple myeloma without intention for immediate

autologous stem-cell transplantation (ENDURANCE): a multicentre, open-label, phase3, randomized, controlled trial. Lancet Oncol 2020; **21**: 1317-1330.

4) Stewart AK, Rajkumar SV, Dimopoulos MA, et al. Carfilzomib, lenalidomide, and dexamethasone for relapsed multiple myeloma. N Engl J Med 2015; **372**: 142-152.

5) Dimopoulos MA, Moreau P, Palumbo A, et al. Carfilzomib and dexamethasone versus bortezomib and dexamethasone for patients with relapsed or refractory multiple myeloma (ENDEAVOR): a randomized, phase 3, open-label, multicentre study. Lancet Oncol 2016; **17**: 27-38.

6) Hayman SR, Bailey RJ, Jalal SM, et al. Translocations involving the immunoglobulin heavy-chain locus are possible early genetic events in patients with primary systemic amyloidosis. Blood 2001; **98**: 2266-2268.

7) Kastritis E, Leuleu X, Arnulf B, et al. Bortezomib, melphalan, and dexamethasone for light-chain amyloidosis. J Clin Oncol 2020; **38**: 3252-3260.

8) Palladini G, Kastritis E, Maurer MS, et al. Daratumumab plus CyBorD for patients with newly diagnosed AL amyloidosis: safety run-in results of ANDROMEDA. Blood 2020; **136**: 71-80.

9) Kastritis E, Palladini M, Minnema C, et al. Daratumumab-based treatment for immunoglobulin light-chain amyloidosis. N Engl J Med 2021: 385: 46-58.

10) Dispenzieri A, Kastritis E, Wechalekar AD, et al. A randomized phase3 study of ixazomib-dexamethasone versus physician's choice in relapsed or refractory AL amyloidosis. Leukemia 2022; **36**: 225-235.

11) Cohen A H, Landau D, Scott EC, et al. Safety and efficacy of carfilzomib (CFZ) in previously-treated systemic light-chain (AL) amyloidosis. Blood 2016; **128**: 645.

FRQ 6-1

免疫チェックポイント阻害薬（immune checkpoint inhibitor：ICI）投与中の心筋障害診断のスクリーニングは有用か？

ステートメント

ステートメント

● 心臓の免疫関連副作用（immune-related adverse event：irAE）の発症リスクは，現在のところ ICI 療法前に判断することはできない．そのため早期発見が重要であると考えられている．ICI 投与後にトロポニン上昇が認められた場合，心筋炎または他の心筋障害を考慮する必要があり，精査が必要である．心電図の異常，NT-proBNP，好中球比率，C 反応性蛋白（C-reactive protein：CRP）が心臓の irAE の発症を早期に診断できる可能性があり，症状がなくとも定期的な測定が有用であると考えられる．

1) 本 FRQ の背景

CTLA-4，PD-1，PD-L1 に対するモノクローナル抗体を含む免疫チェックポイント阻害薬（ICI）は，複数のがんに対して高い有効性を示し，現在の臨床現場で日常的に使用されるようになった[1~6]．しかし，ICI はがんに対する有効性の一方で，免疫応答の活性化を通じて，様々な正常臓器・器官において irAE[7~9] を誘発することが知られている．心臓における irAE は急性心筋炎をはじめとする心筋障害（immune checkpoint inhibitor-related cardiotoxicity：iRC）として発症し，これまで複数の報告がなされている[10~17]．その発症頻度は他の irAE よりも低いとされているが，iRC のなかには致死率の高い劇症型心筋炎が含まれており，早期診断が重要であると考えられている．

2) 解説

(1) iRC の疫学

iRC の発症率に関して，これまでの報告では定まった見解がない．その頻度は 0.09~2.4% とばらつきがある[18,19]が，抗 PD-1/抗 CTLA-4 との併用療法など複数の ICI を組み合わせた場合には頻度が上昇するという報告がある[13,19]．

iRC の代表的な発現様式は心筋炎であり[20]，病理学的には，T 細胞（CD8+優位）および心筋へ

のマクロファージ浸潤が観察される[10,12~15,21]．その他 iRC には，うっ血性心不全，虚血性心疾患，たこつぼ心筋症，心膜炎，不整脈，および房室ブロックなどの伝導障害が含まれる[22]．

ICI 投与から心筋炎の発症までの期間についても定まった見解がない．重度の心筋炎の 101 例を含む WHO の個々の症例安全性報告のデータベースである VigiBase の分析では，心筋炎が ICI の開始後中央値 27 日（5~155 日）で診断されたと報告されている[23]．別のデータでは，ICI 投与から発症までの中央値が 65 日（2~454 日）であり，ICI 投与後，中央値で 3 回目（1~33 回目）後に発生したと報告されている[24]．致死的な心筋炎は，ICI 投与初回でも発症することがある[11,14]．現在のところ，抗 PD-1/抗 PD-L1 抗体による毒性は用量非依存的であると考えられている[22,25]が，その一方で抗 CTLA-4 抗体では iRC の重症化のリスクが用量依存的である可能性が指摘されている．

（2）iRC の症状とリスク

iRC の徴候と症状は無症候性のものから突然死まで多彩であり[10~17,26]，特異性を見い出すことは困難であるが，骨格筋の irAE を伴うことがあるとする報告が散見される[11,14]．

iRC を発症する可能性のある患者を ICI 療法の前に特定できるとした確固としたエビデンスは現在のところは存在しないが，iRC を発症するリスクの高い器質的心疾患のある患者に ICI の投与を開始する場合には注意が必要であり，こまめな心機能のモニタリングを行うことで iRC を早期発見して早期介入を行うことが患者予後の改善において重要である．

（3）iRC の早期診断マーカー

iRC の早期診断スクリーニングのための検査項目として，心電図，心筋逸脱酵素（CPK，トロポニン，H-FABP），NT-proBNP（BNP 含む），心エコー図検査データ（左心室駆出率，GLS），好中球/リンパ球比率（NLR），炎症マーカーの CRP などが検討されている．

iRC の診断における CPK 測定の有用性は現時点で示されていない[27]が，ベースラインおよび ICI 治療の各サイクルでトロポニンや心電図を測定することは，早期診断に役立つ可能性がある．トロポニンについては，ICI 心筋炎患者の 94％で上昇を認めたとする報告[19]があり，心電図異常については，ICI 心筋炎患者の 89％で認められたと報告されている[19]．一方で，トロポニンが上昇しても臨床的な心筋障害を認めなかったという報告[28]もあるが，心筋炎がひとたび発症すると致死的となる確率が高いため，トロポニンの上昇や心電図異常を示した症例では，心筋障害の精査のために心臓専門医に紹介することが望ましい．また，H-FABP が ICI 投与による無症候性の心筋障害の検出に有用であることを示唆する報告[29]もあり，早期診断に役立つかもしれない．また，心筋炎患者の NT-proBNP 値は 66％の症例で異常であり，心エコー図検査による左心室駆出率は 49％で異常であった[19]．さらに，スペックルトラッキング心エコー図検査で測定される global longitudinal strain（GLS）が iRC の予後を反映する指標となりうることを示唆する報告[30]もある．このように，NT-proBNP や左心室駆出率および GLS は心筋炎患者で異常を示す患者も一定数存在すると考えられるため，定期的な測定も考慮する必要がある．しかし，NT-proBNP が比較的簡便に測定できる一方，心臓超音波検査による左室駆出率や GLS の測定は施設キャパシティの問題がある．また，左室駆出率や GLS に変化がある場合にはすでに iRC が発症している可能性があり，早期診断としての心臓超音波検査の意義の有無は今後の検証が必要である．

ICI 投与後の心血管イベントの発生時，ベースライン値に対して好中球/リンパ球比率（NLR）

が約 2 倍，CRP が約 2.5 倍となったと報告 [31] があり，NLR や CRP の変化も早期診断のマーカーとして候補となる可能性がある．

いずれにせよ，現在は確定したエビデンスはなく，ICI 療法の早期診断に関しては iRCs のリスクマーカーを同定し，その予後への影響を決定するためには患者数を十分にした前向きの試験が必要である．

【文献】

1) Hodi FS, O'Day SJ, McDermott DF, et al. Improved survival with ipilimumab in patients with metastatic melanoma. N Engl J Med 2010; **363**: 711-723.

2) Hamid O, Robert C, Daud A, et al. Safety and tumor responses with lambrolizumab (Anti-PD-1) in melanoma. N Engl J Med 2013; **369**: 134-144.

3) Robert C, Long GV, Brady B, et al. Nivolumab in previously untreated melanoma without BRAF mutation. N Engl J Med 2015; **372**: 320-330.

4) Borghaei H, Paz-Ares L, Horn L, et al. Nivolumab versus docetaxel in advanced nonsquamous non-small-cell lung cancer. N Engl J Med 2015; **373**: 1627-1639.

5) Motzer RJ, Escudier B, McDermott DF, et al. Nivolumab versus everolimus in advanced renal-cell carcinoma. N Engl J Med 2015; **373**: 1803-1813.

6) Brahmer J, Reckamp KL, Baas P, et al. Nivolumab versus docetaxel in advanced squamous-cell non-small-cell lung cancer. N Engl J Med 2015; **373**: 123-135.

7) Chen TW, Razak AR, Bedard PL, et al. A systematic review of immune-related adverse event reporting in clinical trials of immune checkpoint inhibitors. Ann Oncol 2015; **26**: 1824-1829.

8) Champiat S, Lambotte O, Barreau E, et al. Management of immune checkpoint blockade dysimmune toxicities: a collaborative position paper. Ann Oncol 2016; **27**: 559-574.

9) Boutros C, Tarhini A, Routier E, et al. Safety profiles of anti-CTLA-4 and anti-PD-1 antibodies alone and in combination. Nat Rev Clin Oncol 2016; **13**: 473-486.

10) Koelzer VH, Rothschild SI, Zihler D, et al. Systemic inflammation in a melanoma patient treated with immune checkpoint inhibitors: an autopsy study. J Immunother Cancer 2016; **4**: 13.

11) Kimura T, Fukushima S, Miyashita A, et al. Myasthenic crisis and polymyositis induced by one dose of nivolumab. Cancer Sci 2016; **107**: 1055-1058.

12) Läubli H, Balmelli C, Bossard M, et al. Acute heart failure due to autoimmune myocarditis under pembrolizumab treatment for metastatic melanoma. J Immunother Cancer 2015; **3**: 11.

13) Heinzerling L, Ott PA, Hodi FS, et al. Cardiotoxicity associated with CTLA4 and PD1 blocking immunotherapy. J Immunother Cancer 2016; **4**: 50.

14) Johnson DB, Balko JM, Compton ML, et al. Fulminant myocarditis with combination immune checkpoint blockade. N Engl J Med 2016; **375**: 1749-1755.

15) Tadokoro T, Keshino E, Makiyama A, et al. Acute lymphocytic myocarditis with anti-PD-1 antibody nivolumab. Circ Heart Fail 2016; **9**: e003514.

16) Semper H, Muehlberg F, Schulz-Menger J, et al. Drug- induced myocarditis after nivolumab treatment in a patient with PDL1- negative squamous cell carcinoma of the lung. Lung Cancer 2016; **99**: 117-119.

17) Gibson R, Delaune J, Szady A, Markham M. Suspected autoimmune myocarditis and cardiac conduction abnormalities with nivolumab therapy for non-small cell lung cancer. BMJ Case Rep 2016; **2016**: bcr2016216228.

18) Sznol M, Ferrucci PF, Hogg D, et al. Pooled analysis safety profile of nivolumab and ipilimumab combination therapy in patients with advanced melanoma. J Clin Oncol 2017; **35**: 3815-3822.

19) Mahmood SS, Fradley MG, Cohen JV, et al. Myocarditis in patients treated with immune checkpoint inhibitors. J Am Coll Cardiol 2018; **71**: 1755-1764.

20) Mir H, Alhussein M, Alrashidi S, et al. Cardiac complications associated with checkpoint inhibition: a systematic review of the literature in an important emerging area. Can J Cardiol 2018; **34**: 1059-1068.

21) Tajiri K, Aonuma K, Sekine I. Immune checkpoint inhibitor-related myocarditis. Jpn J Clin Oncol 2018; **48**: 7-12.

22) Kumar V, Chaudhary N, Garg M, et al. Current diagnosis and management of immune related adverse events (irAEs) induced by immune checkpoint inhibitor therapy. Front Pharmacol 2017; **8**: 49.

23) Moslehi JJ, Salem JE, Sosman JA, et al. Increased reporting of fatal immune checkpoint inhibitor-associated myocarditis. Lancet 2018; **391**: 933.

24) Escudier M, Cautela J, Malissen N, et al. Clinical features, management, and outcomes of immune checkpoint inhibitor-related cardiotoxicity. Circulation 2017; **136**: 2085-2087.

25) Michot JM, Bigenwald C, Champiat S, et al. Immune-related adverse events with immune checkpoint blockade: a comprehensive review. Eur J Cancer 2016; **54**: 139-148.

26) Thibault C, Vano Y, Soulat G, Mirabel M. Immune checkpoint inhibitors myocarditis: not all cases are clinically patent. Eur Heart J 2018; **39**: 3553.

27) Hajem S, Ederhy S, Champiat S, et al. Absence of significant clinical benefit for a systematic routine creatine phosphokinase measurement in asymptomatic patients treated with anti-programmed death protein (ligand) 1 immune checkpoint inhibitor to screen cardiac or neuromuscular immune-related toxicities. Eur J Cancer 2021; **157**: 383-390.

28) Sarocchi M, Grossi F, Arboscello E, et al. Serial troponin for early detection of nivolumab cardiotoxicity in advanced non-small cell lung cancer patients. Oncologist 2018; **23**: 936-942.

29) Yuan M, Zang L, Xu A, et al. Dynamic changes of serum heart type-fatty acid binding protein in cancer patients treated with immune checkpoint inhibitors. Front Pharmacol 2021; **12**: 748677.

30) Awadalla M, Mahmood SS, Groarke JD, et al. Global longitudinal strain and cardiac events in patients with immune checkpoint inhibitor-related myocarditis. J Am Coll Cardiol 2020; **75**: 467-478.

31) Moey MYY, Tomdio AN, McCallen JD, et al. Characterization of immune checkpoint inhibitor-related cardiotoxicity in lung cancer patients from a rural setting. JACC CardioOncol 2020; **2**: 491-502.

BQ 6-2

免疫チェックポイント阻害薬（immune checkpoint inhibitor：ICI）による心筋障害発症時，その治療としてステロイド療法は有用か？

ステートメント

ステートメント
● 使用すべきステロイドの種類・投与経路・用量は定まっていないが，有用な可能性がある．

1) 本 BQ の背景

ICI による心筋炎・心筋障害は，発症頻度こそ低いものの，当初には劇症型心筋炎発症の報告が相次ぎ[1]，死亡例・重症例も多数報告された[2]．そのため，心筋炎・心筋障害の発症時には，エビデンスの確立に先行して実臨床上の経験に基づいた治療法が選択され対応されてきた．

具体的には ICI の作用機序や心筋の病理組織標本で免疫細胞の浸潤がみられること[1] を鑑みて，他の免疫関連副作用（immune-related adverse event：irAE）と同様に免疫抑制療法が有効であると期待され，なかでもステロイド療法を行う症例が目立った．

本案件について下記の条件での文献検索＋ハンドサーチを行った結果，16 報[1~16] の文献が採用されたが，ケースレポート・ケースシリーズといった症例報告が中心で，プラセボなど他療法との比較や効果判定が行われているものは限られていた．irAE 心筋炎・心筋障害の予後が深刻であることを考慮すると，無投薬にて経過観察することは得策といえず，今後もプラセボとの比較での臨床試験を行うことは困難と考えられる．よって，現段階での知見をまとめることで BQ とした．

2) 解説

ICI 投与中にステロイド療法を導入するタイミングについては報告により異なっている．心不全症状の顕在化または心エコー図検査による左室駆出率の低下を条件とする報告が多い一方で，一部の文献[3,4] では心筋逸脱酵素の上昇があれば無症状であってもステロイド療法を試みている．また，発症早期の心筋生検や心臓 MRI によって診断し，そのうえでステロイド療法を導入することを提唱する文献もあり，投与開始のタイミングに関して現段階で定見はない．

ステロイドの種類とその投与量に関しては，プレドニゾロン 1〜2 mg/kg/日 または メチルプレドニゾロン 1〜2 g/日で開始したとする報告が多い．投与量の予後に対する影響については，1つのケースコントロール研究[2] ではあるが，ステロイド投与量が少ないほど残存トロポニン値が高く，MACE（major adverse cardiovascular event）率も高かったとの結果となり，高用量のステロイドを投与したほうが良好な転帰となる可能性が高いことが示唆された．

また，ステロイド不応例については，インフリキシマブ・抗胸腺細胞グロブリン（ATG）の投与を試みた報告[5〜7] もあるが，有効性に関しては定まった見解を認めていない．

ASCO のガイドライン[8] では，上記の内容を踏まえステロイド投与を弱く推奨されている．具体的な投与法としては，初期にプレドニゾロン 1〜2 mg/kg/日（経口・点滴いずれも可）で開始し，反応に乏しい場合は直ちにメチルプレドニゾロン 1 g/日まで増量，それでも不応の場合はミコフェノール酸モフェチル，インフリキシマブ，ATG を検討する，と暫定的に記載されている．ただし，インフリキシマブについては当薬品添付文書にてうっ血性心不全患者への使用は禁忌となっていることに十分注意する必要がある．

以上を要約すると，現段階では使用すべきステロイドの種類・投与経路・用量も定まっていないが，有用な可能性があることは否定できないと考える．本ガイドラインとしては，今後さらなるエビデンスの集積が待たれると考えられ，irAE 心筋炎・心筋障害の深刻な予後を考慮すると，ステロイドを使用せずに対応することは得策ではなく，今後もプラセボとの比較試験は困難であると思われる．そのため，現時点では BQ という形とした．

【文献】

1) Johnson DB, Balko JM, Compton ML, et al. Fulminant myocarditis with combination immune checkpoint blockade. N Engl J Med 2016; **375**: 1749-1755.
2) Mahmood SS, Fradley MG, Cohen JV, et al. Myocarditis in patients treated with immune checkpoint inhibitors. J Am Coll Cardiol 2018; **71**: 1755-1764.
3) Tu L, Liu J, Li Z, et al. Early detection and management of immune-related myocarditis: experience from a case with advanced squamous cell lung carcinoma. Eur J Cancer 2020; **131**: 5-8.
4) Norwood TG, Westbrook BC, Johnson DB, et al. Smoldering myocarditis following immune checkpoint blockade. J Immunother Cancer 2017; **5**: 91.
5) Tay RY, Blackley E, McLean C, et al. Successful use of equine anti-thymocyte globulin (ATGAM) for fulminant myocarditis secondary to nivolumab therapy. Br J Cancer 2017; **117**: 921-924.
6) Agrawal N, Khunger A, Vachhani P, et al. Cardiac toxicity associated with immune checkpoint inhibitors: case series and review of the literature. Case Rep Oncol 2019; **12**: 260-276.
7) Heinzerling L, Ott PA, Hodi FS, et al. Cardiotoxicity associated with CTLA4 and PD1 blocking immunotherapy. J Immunother Cancer 2016; **4**: 50.
8) Brahmer JR, Lacchetti C, Schneider BJ, et al. Management of immune-related adverse events in patients treated with immune checkpoint inhibitor therapy: American Society of Clinical Oncology Clinical Practice Guideline. J Clin Oncol 2018; **36**: 1714-1768.
9) Tadokoro T, Keshino E, Makiyama A, et al. Acute lymphocytic myocarditis with anti-PD-1 antibody nivolumab. Circ Heart Fail 2016; **9**: e003514.
10) Tajmir-Riahi A, Bergmann T, Schmid M, et al. Life-threatening autoimmune cardiomyopathy reproducibly induced in a patient by checkpoint inhibitor therapy. J Immunother 2018; **41**: 35-38.
11) Matsuo K, Ishiguro T, Najama T, et al. Nivolumab-induced myocarditis successfully treated with corticosteroid therapy: a case report and review of the literature. Intern Med 2019; **58**: 2367-2372.
12) Gibson R, Delaune J, Szady A, Markham M. Suspected autoimmune myocarditis and cardiac conduction abnormalities with nivolumab therapy for non-small cell lung cancer. BMJ Case Rep 2016; **2016**: bcr2016216228.
13) Semper H, Muehlberg F, Schulz-Menger J, et al. Drug-induced myocarditis after nivolumab treatment in a

patient with PDL1- negative squamous cell carcinoma of the lung. Lung Cancer 2016; **99**: 117-119.

14) Fukasawa Y, Sasaki K, Natsume M, et al. Nivolumab-induced myocarditis concomitant with myasthenia gravis. Case Rep Oncol 2017; **10**: 809-812.

15) Kimura T, Fukushima S, Miyashita A, et al. Myasthenic crisis and polymyositis induced by one dose of nivolumab. Cancer Sci 2016; **107**: 1055-1058.

16) Matson DR, Accola MA, Rehrauer WM, Corliss RF. Fatal myocarditis following treatment with the PD-1 inhibitor nivolumab. J Forensic Sci 2018; **63**: 954-957.

FRQ 7-1

がん薬物療法に伴う静脈血栓塞栓症（venous thromboembolism：VTE）の診療にバイオマーカーは推奨されるか？

ステートメント

ステートメント

● がん薬物療法に伴う静脈血栓塞栓症の診療において，凝固線溶系バイオマーカーの有用性に関してはいくつかの報告があるものの，十分なエビデンスの集積はなく今後の検討課題である．

1) 本 FRQ の背景

　　がん薬物療法は，静脈血栓塞栓症の発症，再発リスクを高めると考えられる[1,2]．Wells スコアなどの検査前臨床的確率の評価システムを起点とする VTE 診断のアルゴリズムに除外診断として D-ダイマーが組み込まれているものの，がん薬物療法に伴う凝固線溶系に関連するバイオマーカーに特化したものではない[3]．

2) 解説

　　がん薬物療法に伴う VTE の診断において，D-ダイマーとともに fibrin/fibrinogen degradation products（FDP）や，トロンビン・アンチトロンビン複合体（thrombin-antithrombin complex：TAT），プロトロンビンフラグメント 1＋2（prothrombin fragment：PF1＋2），可溶性フィブリンモノマー（soluble fibrin monomer：SF），プラスミン-α_2プラスミンインヒビター複合体（plasmin-alpha2-plasmin inhibitor complex：PIC）などのバイオマーカーが推奨されるかを取り上げ，現時点のエビデンスについて検索した．

　　がん患者を対象に D-ダイマーを評価した前向き観察研究では，VTE 診断に対するカットオフ値 6.8 μg/mL で感度が 96％，特異度が 38％とされ[4]，D-ダイマー高値群のハザード比は 1.33〜13.6 であった[5〜11]．またメタアナリシスから，D-ダイマー高値のがん患者群の非高値群に対するオッズ比は 1.85〜1.92 であることが示されている[12,13]．

　　PF1＋2 を評価した前向き観察研究から，VTE の発症における PF1＋2 増加群のハザード比は 2.0〜2.11 であった[5,7]．また，TAT 増加群のオッズ比が 9.4，PIC 非増加群のオッズ比が 3.0 で

あったとする前向き研究もある[13].

　一方，凝固線溶系バイオマーカーには位置づけられていないが，血小板数に関する前向き観察研究で化学療法前の血小板数の高値群の VTE 発症のハザード比が 1.42〜2.8[14〜16] であるとする一方で，血小板数の増加により VTE のハザード比が低下したとする報告もある[6]．また，白血球増多やヘモグロビン値と VTE の関連を解析したものや[17]，CRP[18] や血清アルブミン値[19]，空腹時血糖値[20]，LDH[21]，VWF 抗原量[22] の多寡と VTE 発症リスクを解析した前向き観察研究がある．

【文献】

1) Khorana AA, Dalal M, Lin J, et al. Incidence and predictors of venous thromboembolism (VTE) among ambulatory high-risk cancer patients undergoing chemotherapy in the United States. Cancer 2013; **119**: 648-655.

2) Herrmann J. Vascular toxic effects of cancer therapies. Nat Rev Cardiol 2020; **17**: 503-522.

3) 日本循環器学会ほか．肺血栓塞栓症および深部静脈血栓症の診断，治療，予防に関するガイドライン 2017 年改訂版
https://www.j-circ.or.jp/cms/wp-content/uploads/2017/09/JCS2017_ito_h.pdf（2022 年 11 月 10 日閲覧）

4) Mountain D, Jacobs I, Haig A. The VIDAS D-dimer test for venous thromboembolism: a prospective surveillance study shows maintenance of sensitivity and specificity when used in normal clinical practice. Am J Emerg Med 2007; **25**: 464-471.

5) Ay C, Vormittag R, Dunkler D, et al. D-dimer and prothrombin fragment 1+2 predict venous thromboembolism in patients with cancer: results from the Vienna Cancer and Thrombosis Study. J Clin Oncol 2009; **27**: 4124-4129.

6) Thaler J, Ay C, Kaider A, et al. Biomarkers predictive of venous thromboembolism in patients with newly diagnosed high-grade gliomas. Neuro Oncol 2014; **16**: 1645-1651.

7) Reitter EM, Kaider A, Ay C, et al. Longitudinal analysis of hemostasis biomarkers in cancer patients during antitumor treatment. J Thromb Haemost 2016; **14**: 294-305.

8) Libourel EJ, Klerk CPW, van Norden Y, et al. Disseminated intravascular coagulation at diagnosis is a strong predictor for thrombosis in acute myeloid leukemia. Blood 2016; **128**: 1854-1861.

9) Pabinger I, van Es N, Heinze G, et al. A clinical prediction model for cancer-associated venous thromboembolism: a development and validation study in two independent prospective cohorts. Lancet Haematol 2018; **5**: e289-e298.

10) Simes J, Robledo KP, White HD, et al. D-Dimer predicts long-term cause-specific mortality, cardiovascular events, and cancer in patients with stable coronary heart disease: LIPID study. Circulation 2018; **138**: 712-723.

11) Posch F, Riedl J, Reitter EM, et al. Dynamic assessment of venous thromboembolism risk in patients with cancer by longitudinal D-Dimer analysis: a prospective study. J Thromb Haemost 2020; **18**: 1348-1356.

12) Wu J, Fu Z, Liu G, et al. Clinical significance of plasma D-dimer in ovarian cancer: a meta-analysis. Medicine (Baltimore) 2017; **96**: e7062.

13) Yang M, Qi J, Tang Y, et al. Increased D-dimer predicts the risk of cancer-associated recurrent venous thromboembolism and venous thromboembolism: a systematic review and meta-analysis. Thromb Res 2020; **196**: 410-413.

14) Mandala M, Barni S, Prins M, et al. Acquired and inherited risk factors for developing venous thromboembolism in cancer patients receiving adjuvant chemotherapy: a prospective trial. Ann Oncol 2010; **21**: 871-876.

15) Jensvoll H, Blix K, Braekkan SK, Hansen JB. Platelet count measured prior to cancer development is a risk factor for future symptomatic venous thromboembolism: the Tromso Study. PLoS One 2014; **9**: e92011.

16) Matsuo K, Hasegawa K, Yoshino K, et al. Venous thromboembolism, interleukin-6 and survival outcomes in patients with advanced ovarian clear cell carcinoma. Eur J Cancer 2015; **51**: 1978-1988.

17) Zhang Y, Yang Y, Chen W, et al. Prevalence and associations of VTE in patients with newly diagnosed lung cancer. Chest 2014; **146**: 650-658.

18) Kanz R, Vukovich T, Vormittag R, et al. Thrombosis risk and survival in cancer patients with elevated C-

reactive protein. J Thromb Haemost 2011; **9**: 57-63.

19) Konigsbrugge O, Posch F, Riedl J, et al. Association between decreased serum albumin with risk of venous thromboembolism and mortality in cancer patients. Oncologist 2016; **21**: 252-257.

20) Guadagni F, Riondino S, Formica V, et al. Clinical significance of glycemic parameters on venous thromboembolism risk prediction in gastrointestinal cancer. World J Gastroenterol 2017; **23**: 5187-5195.

21) Piketty AC, Flechon A, Laplanche A, et al. The risk of thrombo-embolic events is increased in patients with germ-cell tumours and can be predicted by serum lactate dehydrogenase and body surface area. Br J Cancer 2005; **93**: 909-914.

22) Pepin M, Kleinjan A, Hajage D, et al. ADAMTS-13 and von Willebrand factor predict venous thromboembolism in patients with cancer. J Thromb Haemost 2016; **14**: 306-315.

CQ 7-2

がん薬物療法に伴い静脈血栓塞栓症（venous thromboembolism：VTE）を発症した患者に抗凝固療法は推奨されるか？

ステートメント

ステートメント	推奨の強さ	エビデンスの強さ	合意率
● がん薬物療法中に発症した静脈血栓塞栓症に対する抗凝固療法を行うことを提案する． ＊肺塞栓症と中枢型深部静脈血栓症が対象	弱い	B（中）	83% (10/12)

1）本 CQ の背景

　　がん治療の進歩により多くのがん患者の予後が改善されている．分子標的治療薬や免疫チェックポイント阻害薬などの免疫療法の開発と臨床導入により，がん治療の長期化や多くのがん患者の予後が改善していることで，がん治療に関連する静脈血栓塞栓症（venous thromboembolism：VTE）が増加している[1]．がん薬物療法に伴い VTE を発症することは，予定されたがん薬物療法の遂行の妨げとなるリスクや，発症した VTE による臓器障害などの合併症を惹起するリスクとなる．さらに，VTE を発症したがん患者の予後は，VTE を発症しなかった患者と比して不良である[2]．また，VTE に対する抗凝固療法の適切な薬剤選択は，これらのリスクを最小化するために重要である．VTE に対する抗凝固療法として複数の選択肢が存在し，これらをエビデンスに基づいた適切な介入と薬剤選択を行うことは臨床的に重要な CQ である．

2）アウトカムの設定

　　本 CQ では，重要アウトカムとして，VTE の再発予防，抗凝固療法による出血性合併症（major bleeding），全生存，死亡をあげた．がん薬物療法時に合併した VTE に対してはビタミン K 拮抗薬（vitamin K antagonist：VKA）が使用されてきたが，近年では投与の簡便さなどから，VTE に対する抗凝固療法として，直接作用型経口抗凝固薬（direct oral anticoagulant：DOACs）の使用頻度が上昇している．なお，米国臨床腫瘍学会（ASCO）の VTE 治療ガイドライン（2019 年）[3] や欧州心臓病学会（ESC）の position paper（2016 年）[4] では，低分子量ヘパリン（low-molecular-weight heparin：LMWH）が VTE に対する第一選択薬のひとつ，もしくは標準的治療とされているが，本邦で薬事承認された LMWH の効能・効果には VTE が含まれていない（2021年 4 月に各学会の連名で厚生労働省に適応外使用に関する要望書を提出）．以上を踏まえ，本 CQ では DOACs 投与のリスク・ベネフィットを明らかとするために，上記 4 つの重要アウトカムについて，DOACs 投与患者群と non-DOACs（LMWH および VKA）投与患者群を比較することとした．

3) 採択された論文

本 CQ に対する文献検索の結果，PubMed 265 編が抽出され，ハンドサーチ 39 編を加えた計304 編がスクリーニング対象となった．2 回のスクリーニングを経て抽出された 28 編を対象に定性的システマティックレビューを実施した．

4) アウトカムごとのシステマティックレビュー結果

(1) VTE の再発予防
DOACs は non-DOACs に比して，VTE の再発予防効果に優れた．ただし，DOACs とLMWH を比較した 1 編のメタアナリシスでは，VTE の再発予防効果は同等であった（LMWHに対する DOACs の VTE 再発予防におけるリスク比が 0.80（95％CI 0.51〜1.26））[5]．なお，対象疾患は VTE のうち，肺塞栓症と中枢型深部静脈血栓症である．
- エビデンスの強さ：B（中）

(2) 抗凝固療法による出血性合併症（major bleeding）
DOACs と non-DOACs との間に有意差を認めなかった．ただし，複数のメタアナリシスで，DOACs 使用例において，LMWH に比較して出血性合併症のリスクが有意に上昇することが示された．1 編のメタアナリシスでは，DOACs 使用例において，特に消化管出血リスクが上昇することが示された（LMWH に対する DOACs の消化管出血のリスク比が 1.86（95％CI 1.08〜3.20））[6]．なお，対象疾患は VTE のうち，肺塞栓症と中枢型深部静脈血栓症である．
- エビデンスの強さ：B（中）

(3) 全生存
アウトカムとして評価不能であった．

(4) 死亡
DOACs と non-DOACs との間に有意差を認めなかった．なお，対象疾患は VTE のうち，肺塞栓症と中枢型深部静脈血栓症である．
- エビデンスの強さ：B（中）

5）システマティックレビューの考察・まとめ

（1）益

DOACs は non-DOACs に比して，VTE の再発予防効果に優れた．1 編のメタアナリシスでは DOACs と LMWH との間に統計学的な有意差が示されなかった．全生存に関する評価は不能であった．

（2）害

抗凝固療法による出血性合併症（major bleeding）において DOACs と non-DOACs との間に有意差を認めなかった．1 編のメタアナリシスでは，LMWH に対して DOACs の消化管出血のリスクが増加した．死亡については DOACs と non-DOACs との間に有意差を認めなかった．

（3）まとめ

4 つの重要アウトカムのうち，VTE の再発予防，抗凝固療法による出血性合併症，死亡については十分なエビデンス総体が得られた．全生存については十分な文献が得られなかった．DOACs は non-DOACs に比較して，VTE の再発予防効果に有意に優れた．抗凝固療法による出血性合併症，死亡の頻度は DOACs と non-DOACs とで有意差を認めなかった．ただし，LMWH に比べ DOACs には消化管出血リスクが増加する可能性や経口摂取不能症例における投与経路という課題がある．なお，対象疾患は VTE のうち，肺塞栓症と中枢型深部静脈血栓症である．

がん患者における DOACs の一般診療での使用に関する主な懸念は，特に消化管出血リスクである．そのため DOACs は，出血リスクが低く併用薬に薬剤相互作用（CYP3A，p 糖蛋白）が少ない症例に使用することが望ましい．ただし，本邦においては LMWH が VTE 治療に適応外であることなどから，現時点で適用可能なエビデンスが限られており，がん薬物療法に伴い発症した VTE に対する治療やその予防に関する適応に関しては，不確実性が残っているといえる．

6）推奨決定会議における協議と投票の結果

推奨決定会議に参加した WG 委員は 12 名であった．委員からの事前申告に基づき，経済的 COI・アカデミック COI による推奨決定への影響はないと判断した．システマティックレビューレポートに基づいて，推奨草案を提示し，推奨決定の協議と投票の結果，12 名中 10 名（83％）が原案に賛同し合意形成にいたった．

【文献】

1) Walker AJ, Card TR, West J, et al. Incidence of venous thromboembolism in patients with cancer: a cohort study using linked United Kingdom databases. Eur J Cancer 2013; **49**: 1404-1413.
2) Sørensen HT, Mellemkjaer L, Olsen JH, Baron JA. Prognosis of cancers associated with venous thromboembolism. N Engl J Med 2000; **343**: 1846-1850.
3) Key NS, Khorana AA, Kuderer NM, et al. Venous thromboembolism prophylaxis and treatment in

patients with cancer: ASCO clinical practical guideline update. J Clin Oncol 2019; **38**: 496-520.

4) Zamorano JL, Lancellotti P, Rodriguez Muñoz D, et al. 2016 ESC Position Paper on cancer treatments and cardiovascular toxicity developed under the auspices of the ESC Committee for Practice Guidelines: The Task Force for cancer treatments and cardiovascular toxicity of the European Society of Cardiology (ESC). Eur Heart J 2016; **37**: 2768 2801.

5) Zeng J, Zhang X, Lip GYH, et al. Efficacy and safety of direct oral anticoagulants for risk of cancer-associated venous thromboembolism. Clin Appl Thromb Hemost 2019; **25**: 1076029619853629.

6) Camilli M, Lombardi M, Vescovo GM, et al. Efficacy and safety of novel oral anticoagulants versus low molecular weight heparin in cancer patients with venous thromboembolism: a systematic review and meta-analysis. Crit Rev Oncol Hematol 2020; **154**: 103074.

BQ 8-1

がん薬物療法中に経胸壁心臓超音波検査による肺高血圧症のスクリーニングは推奨されるか？

ステートメント

ステートメント
● がん薬物療法開始後に症状などから肺高血圧が疑われる場合は，胸水の確認と心臓超音波検査を行う．

1) 本 BQ の背景

　　がん患者における肺高血圧症は，肺の腫瘍塞栓や血栓塞栓，薬剤性肺動脈性肺高血圧症，放射線治療やマイトマイシン C による肺静脈血栓症（pulmonary veno-occlusive disease：PVOD）が報告されている[1]．また，Onco-cardiology の領域では，ベースラインやフォローの心エコー図検査では推定肺動脈圧の測定は行われている．しかし，肺高血圧症を起こす薬剤が投与される患者において，経胸壁心臓超音波検査によるスクリーニングを定期的に行うべきかはわかっていない．

2) 解説

　　がん薬物療法による薬剤性の肺動脈性肺高血圧症（pulmonary arterial hypertension：PAH）については，ダサチニブ，サリドマイド[2]，ブスルファン/メルファラン併用療法[3]，カルボプラチン/チオテパの併用療法[4] などで複数例の検討がなされている．しかし，これらのうち第 6 回肺高血圧症世界シンポジウム（2018 年）で確定的（Definite）とされたのは，ダサチニブのみである[5]．

　　ダサチニブは第二世代チロシンキナーゼ阻害薬（TKI）であり，慢性骨髄性白血病（CML）やフィラデルフィア染色体陽性の急性リンパ球性白血病（ALL）に用いられる．しかし，フランスのレジストリーから推測された PAH の発生率は 0.45％ と推測されており[6]，文献スクリーニングではダサチニブ投与患者全例に定期的な心臓超音波検査を行ったという報告は認めなかった．そのなかで，Heart Failure Association（HFA），European Association of Cariovascular Imaging（EACVI），Cardio-Oncology Council of the European Society of Cardiology からの合同で作成された心毒性のある薬剤治療を受けるがん患者における心血管画像についての position statement では，腫瘍循環器における心エコー図パラメータとして，peak systolic TR verocity＞

2.8 m/sec を probable PH を示唆する指標としてあげている．また，慢性骨髄性白血病に対するダサチニブの投与患者は，既存の肺高血圧症を評価するためにダサチニブ投与前の心臓超音波検査が推奨され，心臓の症状が現れた場合の心臓超音波検査の閾値は低く保つよう推奨されている[7,8]．

日本循環器学会の『肺高血圧症治療ガイドライン』[9] や European Society of Cardiology（ESC）/European Respiratory Society（ERS）の肺高血圧症の診断/治療ガイドライン[10] では，三尖弁逆流ピーク血流速とその他の肺高血圧症を示唆する所見から，肺高血圧の可能性を low/intermediate/high の 3 段階に分類をすることを推奨している．また，下大静脈の所見と三尖弁逆流ピーク血流速から推測される推定肺動脈圧は，右心カテーテル検査で測定された値の差が 10 mmHg 以上認めた例が 48% と精度の問題も報告されており[11]，確実ではない．また，現在報告されているダサチニブによる肺高血圧の発生頻度には，ばらつきがある．肺高血圧の診断を心臓超音波検査の推定右室圧や三尖弁逆流ピーク血流速で定義された研究では，ダサチニブによる肺高血圧の頻度は 2.4～5% と報告されている[12,13]．この違いは，心臓超音波検査による結果が絶対でないこと，PAH かその他の肺高血圧であるか鑑別されていない症例が混在していること，この 2 点が原因と推測される．そのため，心臓超音波検査はあくまでスクリーニング検査のひとつであり，ダサチニブによる PAH を確定診断するには前述のガイドラインにも述べられているとおり右心カテーテル検査が望ましい．

ダサチニブに多い合併症のひとつに胸水があり，息切れなどの自覚症状が出現した場合には胸水の有無は確認してよいだろう．過去の報告では，胸水の出現は 20～30% 程度とされている．その一方で，ダサチニブ投与中に PAH と診断された患者の 62～68%[14,15]，PH と診断された患者の 80～100% に胸水を認めている[13,16]．これらからは，肺高血圧を示唆する自覚症状だけでなく，胸水を認めた場合にも心臓超音波検査によるスクリーニングが考慮されてもよいかもしれない．

肺高血圧症の発症後早期に診断し，ダサチニブを中止すれば，肺高血圧症は可逆性の可能性がある．それゆえ，ダサチニブによる肺高血圧症を早期に発見することは重要と考えられる．しかし，定期的な経胸壁心臓超音波検査は，医療資源（医師や検査技師を含めた人的資源，超音波装置，時間など）の問題で常時行われるスクリーニングに組み込むのは困難と思われる．そのため，ダサチニブ投与患者における PAH 発症リスクを層別化できれば，心臓超音波検査の配分が適切となると思われる．しかし，現時点では，リスク因子は現時点では明らかとなっていない．また，過去の報告では，ダサチニブ投与開始から PAH 発症までの時期は，中央値 42 ヵ月（8～74 ヵ月）と幅広く[14]，PAH が発症しやすい時期についても言及することができない．本邦からも，ダサチニブの投与期間や累積投与量と肺高血圧発症の間に関連は認めないと報告されている[17]．

最後に日本からの報告は，心臓超音波検査により診断された肺高血圧症は，ダサチニブ投与患者の 5.5～13.2%[16~18] と高い発生率であり，人種による違いも考慮される．その場合，真の発生率やリスク因子の同定をするために，ダサチニブ投与患者の心臓超音波検査による前向きのフォローを本邦で行う理由となるかもしれない．

【文献】

1) Price LC, Seckl MJ, Dorfmüller P, Wort SJ. Tumoral pulmonary hypertension. Eur Respir Rev 2019; **28**: 180065.
2) Lafaras C, Mandala E, Verrou E, et al. Non-thromboembolic pulmonary hypertension in multiple myeloma, after thalidomide treatment: a pilot study. Ann Oncol 2008; **19**: 1765-1769.
3) Desai AV, Heneghan MB, Li Y, et al. Toxicities of busulfan/melphalan versus carboplatin/etoposide/melphalan for high-dose chemotherapy with stem cell rescue for high-risk neuroblastoma. Bone Marrow Transplant 2016; **51**: 1204-1210.
4) Schechter T, Leucht S, Bouffet E, et al. Pulmonary hypertensive vasculopathy following tandem autologous transplantation in pediatric patients with central nervous system tumors. Biol Blood Marrow Transplant 2013; **19**: 235-239.
5) Simonneau G, Montani D, Celermajer DS, et al. Haemodynamic definitions and updated clinical classification of pulmonary hypertension. Eur Respir J 2019; **53**: 1801913.
6) Montani D, Bergot E, Günther S, et al. Pulmonary arterial hypertension in patients treated by dasatinib. Circulation 2012; **125**: 2128-2137.
7) Čelutkienė J, Pudil R, López-Fernández T, et al. Role of cardiovascular imaging in cancer patients receiving cardiotoxic therapies: a position statement on behalf of the Heart Failure Association (HFA), the European Association of Cardiovascular Imaging (EACVI) and the Cardio-Oncology Council of the European Society of Cardiology (ESC). Eur J Heart Fail 2020; **22**: 1504-1524.
8) Aghel N, Delgado DH, Lipton JH. Cardiovascular toxicities of BCR-ABL tyrosinekinase inhibitors in chronic myeloid leukemia: preventive strategies and cardio-vascular surveillance.Vasc Health Risk Manag 2017; **13**: 293-303.
9) Fukuda K, Date H, Doi S, et al; Japanese Circulation Society and the Japanese Pulmonary Circulation and Pulmonary Hypertension Society Joint Working Group. Guidelines for the Treatment of Pulmonary Hypertension (JCS 2017/JPCPHS 2017). Circ J 2019; **83**: 842-945.
10) Galiè N, Humbert M, Vachiery JL, et al; ESC Scientific Document Group. 2015 ESC/ERS Guidelines for the diagnosis and treatment of pulmonary hypertension: The Joint Task Force for the Diagnosis and Treatment of Pulmonary Hypertension of the European Society of Cardiology (ESC) and the European Respiratory Society (ERS): Endorsed by: Association for European Paediatric and Congenital Cardiology (AEPC), International Society for Heart and Lung Transplantation (ISHLT). Eur Heart J 2016; **37**: 67-119.
11) Fisher MR, Forfia PR, Chamera E, et al. Accuracy of Doppler echocardiography in the hemodynamic assessment of pulmonary hypertension. Am J Respir Crit Care Med 2009; **179**: 615-621.
12) Shah NP, Rousselot P, Schiffer C, et al. Dasatinib in imatinib-resistant or -intolerant chronic-phase, chronic myeloid leukemia patients: 7-year follow-up of study CA180-034. Am J Hematol 2016; **91**: 869-874.
13) Fox LC, Cummins KD, Costello B, et al. The incidence and natural history of dasatinib complications in the treatment of chronic myeloid leukemia. Blood Adv 2017; **1**: 802-811.
14) Weatherald J, Chaumais MC, Savale L, et al. Long-term outcomes of dasatinib-induced pulmonary arterial hypertension: a population-based study. Eur Respir J 2017; **50**: 1700217.
15) Shah NP, Wallis N, Farber HW, et al. Clinical features of pulmonary arterial hypertension in patients receiving dasatinib. Am J Hematol 2015; **90**: 1060-1064.
16) Edahiro Y, Takaku T, Konishi H, et al. [Chronic myeloid leukemia complicated by pulmonary hypertension during dasatinib therapy: a single-center retrospective study]. Rinsho Ketsueki 2017; **58**: 2213-2218.
17) Kubota K, Imai Y, Oh I, et al. Relationship between dasatinib-induced pulmonary hypertension and drug dose. Intern Med 2022; **61**: 2263-2271.
18) Minami M, Arita T, Iwasaki H, et al. Comparative analysis of pulmonary hypertension in patients treated with imatinib, nilotinib and dasatinib. Br J Haematol 2017; **177**: 578-587.

FRQ 8-2

がん薬物療法による肺高血圧症に早期の肺血管拡張薬は有効か？

ステートメント

ステートメント
● ダサチニブ中止で改善を得られる可能性はある．改善が乏しい場合には，肺血管拡張薬による加療を検討する．

1) 本 FRQ の背景

　がん薬物療法による薬剤性の肺動脈性肺高血圧症（pulmonary arterial hypertension：PAH）については，第6回肺高血圧症世界シンポジウム（2018年）で確定的（Definite）とされたのは，ダサチニブのみである[1]．一般的にPAH（特発性や遺伝性など）は肺血管拡張薬の早期併用が推奨されているが，ダサチニブによるPAHに推奨される治療法はまだ確立されていない．

2) 解説

　ダサチニブはBCR-ABLチロシンキナーゼに加えて，Srcファミリーキナーゼも阻害する．Srcファミリーは，血管組織に豊富に発現し，Srcの活性化は平滑筋細胞の増殖や血管収縮に重要な役割を果たしており，これが阻害されることがPAH発症に関与していると考えられていた[2]．しかし，齧歯類を用いた研究により，Srcファミリーキナーゼとは独立したミトコンドリア活性酸素の産生増加を介して内皮細胞の機能障害を引き起こすことが報告された[3]．また，この報告では，ダサチニブが低酸素性肺血管収縮反応の減弱や小胞体ストレスの誘導を起こし，PAHを発症の感受性を高めているのではないかと結論づけられている．ダサチニブによるPAHの正確な機序についてはさらなる研究が必要である．

　ダサチニブによるPAHに対して，ダサチニブ中止に加え，肺血管拡張薬の投与の有無で比較した前向きランダム化比較試験は文献スクリーニングでは認めなかった．ダサチニブ投与患者において右心カテーテル検査でPAHと診断された41例の報告があり，94%でPAHの改善または消失が認められ，58%で完全に消失していたとされる[2]．しかし，この報告で改善の基準とされた多くは症状であり，フォローの右心カテーテルや心臓超音波検査が行われたのは12人に限られる．別の報告では，右心カテーテル検査で診断されたダサチニブ関連PAH 21人について

解析されている[4]．この報告では，全例でダサチニブは中止され，そのうち11人で肺血管拡張薬が投与された．その結果，NYHA心機能分類でⅢ度またはⅣ度が76%（16人）を占めていたのが，Ⅰ度またはⅡ度が90%（19人）と改善した（19人は少なくとも1つ以上のクラス改善）．また，6分間歩行距離の中央値は306m（範囲：0〜660）から430m（範囲：165〜635）に改善した．さらにフォローアップの右心カテーテル検査を受けた19人のうち，12人（63%）は中央値9ヵ月（範囲：3〜40）以内に正常な肺血管抵抗（＜3 Wood unit）に達していた．また，平均肺動脈圧の中央値は45mmHg（範囲：30〜70）から26mmHg（範囲：17〜50），心拍出量の中央値は6.0L/min（範囲：2.3〜9.2）から6.9L/min（範囲：4.9〜9.9），肺血管抵抗Pは6.1 Wood unit（範囲：3.2〜27.3）から2.6 Wood unit（範囲：1.2〜5.9）まで改善した．肺血管拡張薬を投与された群では，肺血管拡張薬を投与されていない群と比較して，ベースラインの血行動態がより悪く，NYHA心機能分類でⅣ度の患者も多かった．また，フォロー期間（中央値24ヵ月，範囲：1〜81ヵ月）中に，PAHが持続していた割合が多かった．これはより重症の患者に肺血管拡張薬を投与されたという結果をみていると考えられる．さらにこの報告では，肺血管拡張薬の併用療法を受けた1人が単剤療法に変更したとされていることや，肺血管抵抗が正常となっていない患者を複数認めていることからは，肺血管のリモデリングによる不可逆性が示唆される．肺血管拡張薬を投与すべきと断定することはできないが，肺血管のリモデリングが示唆される患者には症状や血行動態の改善を期待して，肺血管拡張薬を投与することは考慮してもよいかと思われる．

　ダサチニブだけでなく，他のチロシンキナーゼ阻害薬であるボスチニブでもPAHの発症が報告されており[5]，第6回肺高血圧症世界シンポジウム（2018年）の薬剤性PAHの原因薬剤としてもPossibleに位置づけられている[1]．先述の報告でも，ダサチニブからボスチニブに切り替えたあとにPAHが増悪した症例が2例報告されている[4]．そのため，ダサチニブ中止後にボスチニブを使用する場合は注意が必要と考えられる．

将来に施行可能な研究計画の概略

P）右心カテーテル検査で確定診断されたダサチニブ投与に伴う肺動脈性肺高血圧症

I）ダサチニブの中止と早期の肺血管拡張薬による治療開始

C）ダサチニブ中止（改善が乏しければ肺血管拡張薬の開始）

O）心不全入院の回避，肺動脈圧の改善，肺血管抵抗の改善

【文献】

1）Simonneau G, Montani D, Celermajer DS, et al. Haemodynamic definitions and updated clinical classification of pulmonary hypertension. Eur Respir J 2019; **53**: 1801913.

2）Shah NP, Wallis N, Farber HW, et al. Clinical features of pulmonary arterial hypertension in patients receiving dasatinib. Am J Hematol 2015; **90**: 1060-1064.

3）Guignabert C, Phan C, Seferian A, et al. Dasatinib induces lung vascular toxicity and predisposes to pulmonary hypertension. J Clin Invest 2016; **126**: 3207-3218.

4）Weatherald J, Chaumais MC, Savale L, et al. Long-term outcomes of dasatinib-induced pulmonary arterial hypertension: a population-based study. Eur Respir J 2017; **50**: 1700217.

5）Riou M, Seferian A, Savale L, et al. Deterioration of pulmonary hypertension and pleural effusion with bosutinib following dasatinib lung toxicity. Eur Respir J 2016; **48**: 1517-1519.

CQ 9-1

心毒性のあるがん薬物療法を行う患者に対して定期的な心臓評価は推奨されるか？

ステートメント

ステートメント	推奨の強さ	エビデンスの強さ	合意率
● 心毒性のあるがん薬物療法開始時の心エコー図検査・バイオマーカー検査・心電図検査による心臓評価は心不全予防のために提案される．	弱い	C（弱）	92%（11/12）

※ESC 2022 ガイドラインでは class Ⅱa 以上（強い）・レベル C として推奨されている．

1）本 CQ の背景

　　心毒性のあるがん薬物療法実施自体が心不全リスク（ステージ A 心不全）に該当するため，既知の心毒性を有するがん薬物療法（特に，アントラサイクリン系薬剤，抗 HER2 阻害薬，VEGF 阻害薬，BCR-ABL 阻害薬，CHOP 療法，RAF/MEK 阻害薬）[1] 開始時およびそれ以後の心エコー図検査・バイオマーカー検査・心電図検査による心臓評価が心不全予防の観点から必要か否かの指標が必要である．

　　本件についてはすでに欧米学会からの提言 [2] および診療指針 [1,3~5] が公開されており，その内容と齟齬のない推奨が日本国内でも望ましい状況にある．表 1 に海外ガイドラインの推奨についてまとめた．

　　特に，アントラサイクリン系薬剤（表 2）については，用量依存性に不可逆的心筋障害の原因となることが知られており，同系列の薬剤の投与量には常に配慮し，投与量を必要最低限度に管理することが推奨される [1,6]（表 3）．

2）アウトカムの設定

　　本 CQ では，がん薬物療法開始時の心エコー図検査・バイオマーカー検査・心電図検査による心臓評価を実施した患者対象とし，心臓評価を実施しない場合と心臓評価を実施した場合を比較して，「心不全イベント」「心機能低下」「バイオマーカー変化（トロポニン T またはトロポニン I，NT-proBNP または BNP）」の 3 項目について評価した．

表1　心毒性のあるがん薬物療法における心臓血管イベント予防モニタリングの推奨

（ア） 心毒性を有するがん薬物療法（アントラサイクリン系薬剤，抗 HER2 阻害薬，VEGF 阻害薬，BCR-ABL 阻害薬，CHOP 療法，RAF/MEK 阻害薬）使用時は定期的心臓評価（心電図・心エコー図検査・バイオマーカー検査）が推奨される
    1）使用開始直前
    2）治療中 3〜6 ヵ月ごと（心不全高リスクでは 3 ヵ月ごと）
    3）治療終了後 1 年目

（イ） アントラサイクリン系薬剤については，用量依存性に不可逆的心筋障害の原因となることが知られており，同系列の薬剤の投与量には常に配慮し，投与量を必要最低限度に管理することが推奨される（表3．併存する心不全リスクに応じて，初回投与直前・投与 2 回目・投与 4 回目・投与 6 回目もしくは 3 ヵ月後に心臓評価（心電図・心エコー図検査・バイオマーカー検査）を実施する[3〜4,6]）

（ウ） プロテアソーム阻害薬では以下の心臓評価（心電図・心エコー図検査・バイオマーカー検査）が推奨される
    1）使用開始前，
    2）治療中 3 サイクルごと
    3）治療開始後 3 ヵ月目（最も心臓血管イベントハイリスクの時期）
    4）治療開始 3〜6 ヵ月ごと

※造血幹細胞移植・心臓領域を含む放射線治療は薬物ではないため本ガイドラインには含まない．

表2　アントラサイクリン系薬剤換算表

	ドキソルビシン	エピルビシン	ダウノルビシン	ミトキサントロン	イダルビシン*	PLD（ドキソルビシンリポソーム製剤）
心血管毒性相対比（DOX を 1 とする）	1（1）	0.6（0.8）	0.6（0.6）	3（10.5）	4（5）	1（1）
体表面積あたり DOX 相当量	100 mg/m^2	167（125）mg/m^2	167 mg/m^2	33（9.5）mg/m^2	25（20）mg/m^2	100 mg/m^2

体表面積あたり DOX 相当量は，「腫瘍循環器診療ハンドブック」[1] および各薬剤の添付文書に基づき記載した．括弧内は ESC ガイドライン 2022 に示されている値[6]．海外と国内基準では差があるように，アントラサイクリン系薬剤の力価対応はコンセンサス取得済みの基準がなく，概算的なものであることを留意されたい．
（文献 1, 6 を参考に作成）

表3　アントラサイクリン系薬剤心毒性リスクを配慮すべき累積投与量の目安

	ドキソルビシン	エピルビシン	ダウノルビシン	ミトキサントロン	イダルビシン	PLD（ドキソルビシンリポソーム製剤）
心血管毒性モニタリング推奨対象となる累積限界投与量*	250mg/m^2 以上	600mg/m^2 以上	400mg/m^2 以上 ##	140mg/m^2 以上	120（150）mg/m^2 ** 以上	300mg/m^2 以上
心機能異常または心不全発症となる累積投与量の目安*	500〜700 mg/m^2 ***	900mg/m^2 以上で約 3% #	450〜550 mg/m^2##	140mg/m^2 以上で約 3% ###	N/A（150〜290 mg/m^2 で 5% ¶）	500 mg/m^2¶¶

括弧内は ESC ガイドライン 2022 に示されている値[6]．アントラサイクリン系薬剤の力価対応はコンセンサス取得済みの基準がなく，概算的なものであることを留意されたい．
*他のアントラサイクリン系薬剤など，心毒性を有する薬剤未治療例，あるいは投与前の心臓部や縦隔への放射線照射未施行例に対する値
**本剤の総投与量は，120 mg/m^2 を超えてはならない（日本添付文書上注意事項）．
***国内添付文書上の累積投与上限量は 500 mg/m^2
国内添付文書上の心毒性を配慮すべき累積投与上限量は 900 mg/m^2
国内添付文書上の心毒性を配慮すべき累積投与上限量は体重あたり 25 mg/kg
国内添付文書上の心毒性を配慮すべき累積投与上限量は 160 mg/m^2（アントラサイクリン系薬剤投与歴があるときは 100 mg/m^2）
¶ 国内添付文書上の心毒性を配慮すべき累積投与上限量（参考値）は限界量を明確に規定することはできない．海外（ドイツ）での参考データでは 120 mg/m^2 とされている．
¶¶ 国内添付文書上の心不全発症を配慮すべき累積投与上限量
（文献 1, 6 を参考に作成）

3) 採択された論文

　本 CQ に対する文献検索の結果，PubMed のキーワード検索では有用な文献が見つからなかっため，PubMed 28 編[1~28] をハンドサーチで抽出し，スクリーニング対象とした．これらを対象に定性的システマティックレビューを実施した．既出のガイドライン[3~6] と齟齬のなく日本の診療現場の実情を鑑みて推奨を作成した．

4) アウトカムごとのシステマティックレビュー結果

(1) 心不全イベント
(2) 心機能低下

　心毒性のあるがん薬物療法を行う患者に対して，薬物療法開始前の心臓評価（心エコー図検査，NT-proBNP または BNP 測定，トロポニン T またはトロポニン I 測定，12 誘導心電図）は，心不全イベント予防や心機能低下予防の観点においてその実施が推奨されている[3~4,6]．

　心不全イベント
- エビデンスの強さ：C（弱）

　心機能低下
- エビデンスの強さ：C（弱）

(3) バイオマーカー変化

　心毒性のあるがん薬物療法を行う患者に対して，薬物療法開始前の心臓バイオマーカー検査が有用であるというエビデンスは限定的であるが，海外専門学会の提言やガイドライン[3~6] では心臓血管イベントリスクの程度に応じて，その測定が推奨されている[6]．バイオマーカー検査についてトロポニン T またはトロポニン I は心筋障害の発生と程度を，BNP・NT-proBNP については心負荷（心不全）の程度を示すサロゲートマーカーであることがメタアナリシス結果で証明されており[8]，特にアントラサイクリン系薬剤による心筋障害のモニタリングに有用であるという最近の臨床エビデンスがある[9]．しかし，患者背景（年齢・性別・薬剤・心房細動など合併症）により非特異的に上昇する場合があり[2,7]，治療前値との比較と臨床情報と併せて評価することが望ましい[4,6]．

- エビデンスの強さ：C（弱）

5) システマティックレビューの考察・まとめ

(1) 益

　検査自体は非侵襲的かつ低コストであり，がん薬物療法の種類によらずイベント発生時の評価に有用であり，輸液負荷に対する耐容能の事前評価も可能となり，がん薬物療法担当医・がん患者自身の安心にもつながる．

(2) 害

患者の健康被害に関する害は論文報告されていない.

また，患者の費用負担増加に害は論文報告されていない.

がんステージによる検査実施の推奨については，臨床的根拠は十分でないが，進行がん患者のうち，身体機能低下を認める患者に対しては検査実施が負担にならないように配慮が必要である. たとえば，検査による所見に対して治療介入の実施が困難であることが予想される症例に対しては必要最低限度の検査実施にとどめるべきである.

(3) コスト・資源

がん薬物療法による心不全を含めた循環器合併症の予防は費用対効果の面においても有用であることが報告されている [6, 23~25].

(4) その他

がん薬物療法開始前のベースライン時に行う心臓検査自体は非侵襲的かつ低コストであり，がん薬物療法開始後の心血管有害事象イベント発生時の評価に有用であり，患者自身の安心にもつながる [6, 22].

また，心毒性の報告のないがん薬物療法開始時における心臓評価実施の必要性に関するエビデンスはない.

無症状時のフォローアップ検査については，1年以上経過した後の定期検査の有用性に関する臨床的根拠は十分でない. 検査実施による患者負担を考慮し，必要に応じて循環器医への意見を求め，がん薬物療法担当医が判断する.

6) 推奨決定会議における協議と投票の結果

推奨決定会議に参加したWG委員は12名であった. 委員からの事前申告に基づき，経済的COI・アカデミックCOIによる推奨決定への影響はないと判断した. システマティックレビューレポートに基づいて，推奨草案を提示し，推奨決定の協議と投票の結果，12名中11名（92%）が原案に賛同し合意形成にいたった.

【文献】

1) 小室一成（監），日本腫瘍循環器学会編集委員会（編）. 腫瘍循環器診療ハンドブック，メジカルビュー社，2020.
2) Driggin E, Madhavan MV, Bikdeli B, et al. Cardiovascular considerations for patients, health care workers, and health systems during the COVID-19 pandemic. J Am Coll Cardiol 2020; **76**: 1455-1465.
3) Curigliano G, Lenihan D, Fradley M, et al. Management of cardiac disease in cancer patients throughout oncological treatment: ESMO consensus recommendations. Ann Oncol 2020; **31**: 171-190.
4) Pudil R, Mueller C, Čelutkienė J, et al. Role of serum biomarkers in cancer patients receiving cardiotoxic cancer therapies: a position statement from the Cardio-Oncology Study Group of the Heart Failure Association and the Cardio-Oncology Council of the European Society of Cardiology. Eur J Heart Fail 2020; **22**: 1966-1983.
5) Armenian SH, Lacchetti C, Barac A, et al. Prevention and monitoring of cardiac dysfunction in survivors of adult cancers: American Society of Clinical Oncology Clinical Practice Guideline. J Clin Oncol 2017; **35**:

893-911.

6) Lyon AR, López-Fernández T, Couch LS, et al. 2022 ESC Guidelines on cardio-oncology developed in collaboration with the European Hematology Association (EHA), the European Society for Therapeutic Radiology and Oncology (ESTRO) and the International Cardio-Oncology Society (IC-OS). Eur Heart J 2022; **43**: 4229-4361.

7) Cardinale D, Colombo A, Torrisi R, et al. Trastuzumab-induced cardiotoxicity: clinical and prognostic implications of troponin I evaluation. J Clin Oncol 2010; **28**: 3910-3916.

8) Morris PG, Chen C, Steingart R, et al. Troponin I and C-reactive protein are commonly detected in patients with breast cancer treated with dose-dense chemotherapy incorporating trastuzumab and lapatinib. Clin Cancer Res 2011; **17**: 3490-3499.

9) Lipshultz SE, Miller TL, Scully RE, et al. Changes in cardiac biomarkers during doxorubicin treatment of pediatric patients with high-risk acute lymphoblastic leukemia: associations with long-term echocardiographic outcomes. J Clin Oncol 2012; **30**: 1042-1049.

10) Sawaya H, Sebag IA, Plana JC, et al. Early detection and prediction of cardiotoxicity in chemotherapy-treated patients. Am J Cardiol 2011; **107**: 1375-1380.

11) Baselga J, Cortés J, Kim SB, et al. Pertuzumab plus trastuzumab plus docetaxel for metastatic breast cancer. N Engl J Med 2012; **366**: 109-119.

12) Grandin EW, Ky B, Cornell RF, et al. Patterns of cardiac toxicity associated with irreversible proteasome inhibition in the treatment of multiple myeloma. J Card Fail 2015; **21**: 138-144.

13) Jones M, O'Gorman P, Kelly C, et al. High-sensitive cardiac troponin-I facilitates timely detection of subclinical anthracycline-mediated cardiac injury. Ann Clin Biochem 2017; **54**: 149-157.

14) Zardavas D, Suter TM, Van Veldhuisen DJ, et al. Role of troponins I and T and N-terminal prohormone of brain natriuretic peptide in monitoring cardiac safety of patients with early-stage human epidermal growth factor receptor 2-positive breast cancer receiving trastuzumab: a herceptin adjuvant study cardiac marker substudy. J Clin Oncol 2017; **35**: 878-884.

15) Gimeno E, Gómez M, González JR, et al. NT-proBNP: a cardiac biomarker to assess prognosis in non-Hodgkin lymphoma. Leuk Res 2011; **35**: 715-720.

16) Pavo N, Raderer M, Hülsmann M, et al. Cardiovascular biomarkers in patients with cancer and their association with all-cause mortality. Heart 2015; **101**: 1874-1880.

17) Leerink JM, Verkleij SJ, Feijen EAM, et al. Biomarkers to diagnose ventricular dysfunction in childhood cancer survivors: a systematic review. Heart 2019; **105**: 210-216.

18) Riddell E, Lenihan D. The role of cardiac biomarkers in cardio-oncology. Curr Probl Cancer 2018; **42**: 375-385.

19) Mueller C, McDonald K, de Boer RA, et al. Heart Failure Association of the European Society of Cardiology practical guidance on the use of natriuretic peptide concentrations. Eur J Heart Fail 2019; **21**: 715-731.

20) Demissei BG, Hubbard RA, Zhang L, et al. Changes in cardiovascular biomarkers with breast cancer therapy and associations with cardiac dysfunction. J Am Heart Assoc 2020; **9**: e014708.

21) Michel L, Mincu RI, Mahabadi AA, et al. Troponins and brain natriuretic peptides for the prediction of cardiotoxicity in cancer patients: a meta-analysis. Eur J Heart Fail 2020; **22**: 350-361.

22) Gilchrist SC, Barac A, Ades PA, et al. Cardio-Oncology rehabilitation to manage cardiovascular outcomes in cancer patients and survivors: A Scientific Statement From the American Heart Association. Circulation 2019; **139**: e997-e1012.

23) Song Z, Ji Y, Safran DG, et al. Health care spending, utilization, and quality 8 years into global payment. N Engl J Med 2019; **381**: 252-263.

24) Asteggiano R, Aboyans V, Lee G, et al. Cardiology care delivered to cancer patients. Eur Heart J 2020; 41: 205-206.

25) Yamashita T, Suzuki S, Inoue H, et al. Two-year outcomes of more than 30 000 elderly patients with atrial fibrillation: results from the All Nippon AF In the Elderly (ANAFIE) Registry. Eur Heart J Qual Care Clin Outcomes 2022; **8**: 4-13.

26) Lyon AR, Dent S, Stanway S, et al. Baseline cardiovascular risk assessment in cancer patients scheduled to receive cardiotoxic cancer therapies: a position statement and new risk assessment tools from the Cardio-Oncology Study Group of the Heart Failure Association of the European Society of Cardiology in collaboration with the International Cardio-Oncology Society. Eur J Heart Fail 2020; **22**: 1945-1960.

27) Cornell RF, Ky B, Weiss BM, et al. Prospective study of cardiac events during proteasome inhibitor therapy for relapsed multiple myeloma. J Clin Oncol 2019; **37**: 1946-1955.

28) Tsutsui H, Ide T, Ito H, et al. JCS/JHFS 2021 Guideline focused update on diagnosis and treatment of acute and chronic heart failure. Circ J 2021; **85**: 2252-2291.

BQ 9-2

がん薬物療法を行う器質的心疾患を有する心不全患者に対して定期的な心臓評価は推奨されるか？

ステートメント

ステートメント

● ステージ B 心不全患者に対して，がん薬物療法開始時に心臓評価の実施を心不全予防のために検討する．定期的評価は治療開始から 1 年後までをめどとし，その後は通常の心不全診療に準じて経過観察を行う．

1) 本 BQ の背景

器質的心疾患を有する心不全患者，すなわち，ステージ B 心不全患者は，心不全悪化リスクを中等度以上有することが予想される[1].

2) 解説

がん薬物療法に伴う体液量や血圧変化，あるいは，心毒性を有する薬剤を使用予定の患者においては心不全悪化への配慮が必要である．特に，がん薬物療法開始時にバイオマーカー上昇や左室収縮機能低下（左室駆出率 50％未満）を認める患者はより高い心不全リスクがあると考えられるため，早期からの循環器専門医の併診が推奨される[2]. がん薬物療法開始ベースライン時の心臓評価［心電図検査・心エコー図検査・バイオマーカー（心筋障害の指標としてのトロポニン T またはトロポニン I，および心不全（心負荷）の指標としての BNP または NT-proBNP）測定］は，心不全悪化時および治療効果判定に必要である．

ステージ B 心不全患者に対する心臓血管イベント予防モニタリングの推奨時期と対象薬に関する海外学会勧告[1]・ガイドライン[2] の推奨を表 1 にまとめた．

3) まとめ

心エコー図検査とバイオマーカー採血検査自体は非侵襲的かつ低コストであり，がん薬物療法開始後のイベント発生時の評価に有用で，かつ患者自身の安心にもつながる．

表1 心血管疾患（既往含む）を有する心不全リスクのあるがん患者に対し，心毒性のあるがん薬物療法を実施する際の心血管イベント予防モニタリングの推奨
（ア） 心毒性を有するがん薬物療法（アントラサイクリン系薬剤，抗 HER2 阻害薬，VEGF 阻害薬，BCR-ABL 阻害薬，CHOP 療法，RAF/MEK 阻害薬）使用時は定期的心臓評価が推奨される 　　1）使用開始直前 　　2）治療中 3 ヵ月ごと 　　3）治療終了後 1 年目 　　4）循環器医の併診
（イ） アントラサイクリン系薬剤：併存する心不全リスクに応じて，心臓評価を実施する[2〜4] 　　1）初回投与直前 　　2）投与中 2 サイクル目 　　3）投与中 4 サイクル目 　　4）投与中 6 サイクル目もしくは 3 ヵ月後 　　5）治療後 12 ヵ月目
（ウ） 抗 HER2 阻害薬[3〜5]（本ガイドライン CQ 3 参照）：対象疾患や投与目的にかかわらず，抗 HER2 阻害薬使用時は，併存する心不全リスクに応じて，心臓評価を実施する[1,2,17] 　　1）初回投与直前 　　2）投与開始後 3 ヵ月ごと 12 ヵ月まで（心エコー図検査は GLS の実施も考慮する） 　　3）治療後 12 ヵ月目
（エ） プロテアソーム阻害薬[3〜6]（本ガイドライン CQ 5-1，FRQ 5-2 参照） 　　1）使用開始前 　　2）治療中 3 サイクルごと 　　3）治療開始後 3 ヵ月目（最も心臓血管イベントハイリスクの時期）

※造血幹細胞移植・心臓領域を含む放射線治療は薬物ではないため本ガイドラインには含まない．

　がんステージによる検査実施の推奨としては，進行がん患者については，心臓評価検査実施による患者負担を考慮し，必要に応じて循環器医への意見を求めたのち，がん薬物療法担当医が判断する．

　ステージ B 心不全患者で使用開始時にバイオマーカー上昇や心機能低下（左室駆出率 50％未満）を認める患者へのフォローアップ検査は，標準の心不全ガイドラインに準じて行う[2,7]．

【文献】

1）Lyon AR, Dent S, Stanway S, et al. Baseline cardiovascular risk assessment in cancer patients scheduled to receive cardiotoxic cancer therapies: a position statement and new risk assessment tools from the Cardio-Oncology Study Group of the Heart Failure Association of the European Society of Cardiology in collaboration with the International Cardio-Oncology Society. Eur J Heart Fail 2020; **22**: 1945-1960.

2）Lyon AR, López-Fernández T, Couch LS, et al. 2022 ESC Guidelines on cardio-oncology developed in collaboration with the European Hematology Association (EHA), the European Society for Therapeutic Radiology and Oncology (ESTRO) and the International Cardio-Oncology Society (IC-OS). Eur Heart J 2022; **43**: 4229-4361.

3）Curigliano G, Lenihan D, Fradley M, et al. Management of cardiac disease in cancer patients throughout oncological treatment: ESMO consensus recommendations. Ann Oncol 2020; **31**: 171-190.

4）Pudil R, Mueller C, Čelutkienė J, et al. Role of serum biomarkers in cancer patients receiving cardiotoxic cancer therapies: a position statement from the Cardio-Oncology Study Group of the Heart Failure Association and the Cardio-Oncology Council of the European Society of Cardiology. Eur J Heart Fail 2020; **22**: 1966-1983.

5）Armenian SH, Lacchetti C, Barac A, et al. Prevention and monitoring of cardiac dysfunction in survivors of adult cancers: American Society of Clinical Oncology Clinical Practice Guideline. J Clin Oncol 2017; **35**: 893-911.

6）Cornell RF, Ky B, Weiss BM, et al. Prospective study of cardiac events during proteasome inhibitor therapy for relapsed multiple myeloma. J Clin Oncol 2019; **37**: 1946-1955.

7）Tsutsui H, Ide T, Ito H, et al. JCS/JHFS 2021 Guideline focused update on diagnosis and treatment of acute and chronic heart failure. Circ J 2021; **85**: 2252-2291.

FRQ 9-3

がん薬物療法を行うステージ B 心不全患者に対して循環器専門医の併診は推奨されるか？

ステートメント

ステートメント

● 心不全リスクが中等度以上であれば循環器専門医の併診は推奨される.

1) 本 FRQ の背景

中等度以上のリスク（HFA-ICOS リスク評価指標に基づく [1,2]）があれば，循環器専門医の併診は推奨されることが欧州学会診断基準に記載された（エビデンスレベル C）[1]. さらに，本 FRQ の解説項目にあげたように，循環器専門医の併診が望ましい未解決の臨床課題がある.

2) 解説

ステージ B 心不全患者は，現時点で臨床的心不全症状はないものの，何らかの器質的心疾患（弁膜症や冠動脈疾患，心毒性のあるがん薬物療法の既往など）があり，心不全リスクを有する患者群を指す. 欧米のガイドラインではがん薬物療法担当医が患者のがんステージ進行の程度などを包括的に配慮し最善の治療介入を行うことを推奨しており，心不全の一次および二次予防において，循環器専門医の併診が必要な介入方法（心保護薬の導入 [エビデンスレベル IIB] や各種モダリティによる効果判定）を推奨している（エビデンスレベル IA）[3~5].

最新の ESC/EHA/ESTRO/IC-OS 腫瘍循環器ガイドライン [1] では，中等度以上のリスク（HFA-ICOS リスク評価指標に基づく [1,2]）があれば，循環器専門医の併診は推奨され，高度以上のリスクであれば，循環器専門医の併診は必要と明記された. さらに，以下にあげた，ステージ B 心不全患者に対する未解決の臨床課題については，循環器専門医の併診が必要となると推定される.

＜ステージ B 心不全患者に対する未解決の臨床課題＞
・心筋障害が発症したときの，がん薬物療法の中止・再開の目安（臨床心不全症状のある例とない例や心筋障害の報告のある治療ごとの評価）.

・がんサバイバーにおけるフォローアップ期間の目安（小児・AYA 世代・成人・挙児希望の有無などによって区別が必要）．
・がん薬物療法実施により心不全を発症した患者に対し，心不全発症二次予防のための心保護薬［β遮断薬，アンジオテンシン受容体ネプリライシン阻害薬（ARNI），ミネラルコルチコイド受容体拮抗薬（MRB），SGLT2 阻害薬，アンジオテンシン変換酵素（ACE）阻害薬，アンジオテンシンⅡ受容体拮抗薬（ARB），イバブラジン］の導入．
・がん治療関連心機能障害（cancer therapy-related cardiac dysfunction：CTRCD）診断における各バイオマーカーの有所見診断の検査上限閾値の診断．
・心筋障害画像診断モダリティの感度・精度と潜在性心筋障害検出のためのモダリティ選択［心エコー図検査（GLS 評価含め），心臓 MRI，心筋シンチグラフィー］．

【文献】

1) Lyon AR, López-Fernández T, Couch LS, et al. 2022 ESC Guidelines on cardio-oncology developed in collaboration with the European Hematology Association (EHA), the European Society for Therapeutic Radiology and Oncology (ESTRO) and the International Cardio-Oncology Society (IC-OS). Eur Heart J 2022; **43**: 4229-4361.
2) Lyon AR, Dent S, Stanway S, et al. Baseline cardiovascular risk assessment in cancer patients scheduled to receive cardiotoxic cancer therapies: a position statement and new risk assessment tools from the Cardio-Oncology Study Group of the Heart Failure Association of the European Society of Cardiology in collaboration with the International Cardio-Oncology Society. Eur J Heart Fail 2020; **22**: 1945-1960.
3) Curigliano G, Lenihan D, Fradley M, et al. Management of cardiac disease in cancer patients throughout oncological treatment: ESMO consensus recommendations. Ann Oncol 2020; **31**: 171-190.
4) Pudil R, Mueller C, Čelutkienė J, et al. Role of serum biomarkers in cancer patients receiving cardiotoxic cancer therapies: a position statement from the Cardio-Oncology Study Group of the Heart Failure Association and the Cardio-Oncology Council of the European Society of Cardiology. Eur J Heart Fail 2020; **22**: 1966-1983.
5) Armenian SH, Lacchetti C, Barac A, et al. Prevention and monitoring of cardiac dysfunction in survivors of adult cancers: American Society of Clinical Oncology Clinical Practice Guideline. J Clin Oncol 2017; **35**: 893-911.

FRQ 10

がん薬物療法として心毒性のある薬剤の投与時に心保護目的に心保護薬［アンジオテンシンⅡ受容体拮抗薬（ARB），アンジオテンシン変換酵素（ACE）阻害薬，β遮断薬など，デクスラゾキサン以外］の投与は有用か？

ステートメント

ステートメント

● がん薬物療法としてアントラサイクリン系薬剤の投与時に心保護目的に，β遮断薬の使用が有用である可能性がある．

1) 本 FRQ の背景

　アントラサイクリン系薬剤，トラスツズマブのようにがん薬物療法に用いられる薬剤で心毒性を有するものは多い．アントラサイクリン系薬剤は若年がんで用いることも多く，長期的な心毒性の管理は重要である．循環器疾患を有する 60 歳以上の乳がんサバイバーでは，乳がん死より循環器疾患による死亡が増加することが示されている．心保護薬には ARB，ACE 阻害薬，β遮断薬などがあるが，がん薬物療法による心保護目的に用いることの有用性は明らかとなっていない．なお，アントラサイクリン系薬剤に対する心保護薬デクスラゾキサンについては，本邦では薬事適応外（2022 年 4 月に各学会の連名で厚生労働省に適応外使用に関する要望書を提出）であることから，本 FRQ では検討の対象外とした．

2) 解説

　がん薬物療法時の β遮断薬投与に関するメタアナリシスでは，全死亡のリスク比 0.68（95％CI 0.34〜1.39）であり，β遮断薬による全死亡の改善は認めなかった[1]．アントラサイクリン系薬剤もしくはトラスツズマブによる治療を受けた患者を対象として ACE 阻害薬あるいは β遮断薬による治療を受けた患者を対象として全死亡を評価したコホート研究ではハザード比 0.79（95％CI 0.70〜0.90）で ACE 阻害薬/β遮断薬を使用していた患者で全死亡が少なかった[2,3]．
　アントラサイクリン系薬剤投与時の心保護薬としての β遮断薬投与に関するメタアナリシス

では，心不全発症のリスク比 0.29（95％CI 0.10〜0.85）であり，β遮断薬投与によって心不全の発症が有意に低下した[2]．一方，個々の RCT の症例数が少ないため有意差がなく，β遮断薬の有害事象との益と害のバランスは明らかではない．

がん薬物療法時のβ遮断薬投与に関する 4 つのメタアナリシスでは，β遮断薬によって駆出率（ejection fraction：EF）変化が改善するという報告が 3 編，駆出率低下が改善するという報告が 1 編存在し，一貫して駆出率変化/低下を改善する結果であった[1〜4]．ACE 阻害薬のペリンブドプリル，ARB のカンデサルタンについては，駆出率変化を指標とした RCT がそれぞれ 1 編存在し，いずれも有意差を認めなかった．

がん薬物療法時のβ遮断薬または ARB 投与によるトロポニン I 変化に関する単施設の RCT が 1 編報告されており，β遮断薬投与によりトロポニン I が有意に減少した[5]．

全死亡については，すでに RCT を用いたメタアナリシスがあるが，全死亡に関するサンプルサイズが小さく，すべての研究が死亡を報告していない．また追跡期間にばらつきがあり短い．β遮断薬の使用で全死亡を減らすまでの結果は得られていない．β遮断薬もしくは ACE 阻害薬を使用した大規模コホートでは，死亡数の低減を示したものがあるが，薬剤ごとの治療効果についての検討はなされていない．

心不全についてはβ遮断薬の使用による心不全発現への影響が 5 つの RCT で評価されている．有意差があり，β遮断薬を用いた心保護による心不全発現低下が期待される．がん薬物療法後の左室駆出率は，プラセボ群に比べてβ遮断薬群で有意に高く，一貫性があった．ACE 阻害薬は RCT が 1 編あり，駆出率の低下を緩和する所見であった．ARB に関しては 2 編の RCT があるが，1 編は有意差はなかった．以上より，β遮断薬による左室駆出率低下予防が期待される．

トロポニン I についてはβ遮断薬と ARB の効果を評価した RCT が 1 編あるが，β遮断薬についてのみ有意差を認めた．トロポニン I は心筋障害のバイオマーカーではあるが，直接患者の予後を反映するものではない．

これらの研究で用いられているβ遮断薬や ARB の用量は日本国内で用いられるものよりも高用量であり，すべての患者に推奨できる根拠とはできない．

心保護薬のうちβ遮断薬は一貫して左室駆出率の低下と心不全の発症を予防するが，全死亡を改善しない．ACE 阻害薬，ARB は左室駆出率の低下は予防せず，心不全発症率の低下については十分なデータがないか，あるいはサンプルサイズの少ない研究が多い．また，ACE 阻害薬，ARB は全死亡を改善しない．

バイオマーカーについては研究そのものが少なく，RCT は 1 編しかないため評価困難である．

心保護薬の用量については海外と日本で異なっており，日本で使用される量は海外で用いられている量よりも大幅に少ない．そのため，有害事象の観点から推奨については慎重な判断が必要である．本ガイドラインにおける検討では，β遮断薬による心保護の有用性は十分に示されているものの，今後の研究によってβ遮断薬による心保護が適応となる患者群，投与量を明らかにしていく必要があり，一律に推奨するのは根拠不十分であるという判断にいたった．そのため，CQ として設定した本 Question は FRQ に変更し，推奨を決定しないこととした．

推奨は決定しないものの，抗悪性腫瘍薬使用による急性期・慢性期の心毒性，心機能低下の治療には，循環器医との協力のうえ，心不全としての治療が選択される．治療が遅れることにより心保護・心機能改善効果が低くなることには注意が必要である．

【文献】

1）Kheiri B, Abdalla A, Osman M, et al. Meta-analysis of carvedilol for the prevention of anthracycline-induced cardiotoxicity. Am J Cardiol 2018; **122**: 1959-1964.

2）Ma Y, Bai F, Qin F, et al. Beta-blockers for the primary prevention of anthracycline-induced cardiotoxicity: a meta-analysis of randomized controlled trials. BMC Pharmacol Toxicol 2019; **20**: 18.

3）Xu L, Long Y, Tang X, et al. Cardioprotective effects and duration of beta blocker therapy in anthracycline-treated patients: a systematic review and meta-analysis. Cardiovasc Toxicol. 2020; **20**: 11-19.

4）Shah P, Garris R, Abboud R, et al. Meta-analysis comparing usefulness of beta blockers to preserve left ventricular function during anthracycline therapy. Am J Cardiol 2019; **124**: 789-794.

5）Gulati G, Heck S, Røsjø H, et al. Neurohormonal blockade and circulating cardiovascular biomarkers during anthracycline therapy in breast cancer patients: results from the PRADA (Prevention of Cardiac Dysfunction During Adjuvant Breast Cancer Therapy) Study. J Am Heart Assoc 2017; **6**: e006513.

索 引

欧文索引

A

ACE 阻害薬　77

AL アミロイドーシス　46

ANDROMEDA 試験　46

ARB　77

A.R.R.O.W 試験　40

ASPIRE 試験　40, 41

AYA 世代　17, 76

B

β 遮断薬　24, 29, 76, 77

B cell maturation antigen（BCMA）　39

BCR-ABL 阻害薬　68

BNP　40, 43, 50, 70

C

C 反応性蛋白（CRP）　49

cancer therapy-related cardiac dysfunction（CTRCD）　13, 23, 32, 40, 76

cancer therapy-related cardiovascular toxicity（CTR-CVT）　13

cardio-oncology unit　16

cardiovascular adverse event（CVAE）　40

cardiovascular disease（CVD）　13

chimeric antigen receptor induced T-cell（CAR-T 細胞）　39

CHOP 療法　68

CLARION 試験　40

Common Terminology Criteria for Adverse Events（CTCAE v5.0）　24

CTLA-4　49

D

D-ダイマー　56

direct oral anticoagulant（DOACs）　59

E

ENDEAVOR 試験　40, 41

ENDURANCE 試験　40

F

fibrin/fibrinogen degradation products（FDP）　56

G

global longitudinal strain（GLS）　24, 28, 50

H

HER2 陽性乳がん　33

H-FABP　50

I

immune checkpoint inhibitor（ICI）　49, 53

immune checkpoint inhibitor-related cardiotoxicity（iRC）　49

immune-related adverse event（irAE）　49, 53

immunomodulatory drugs（IMiDs）　39

L

low-molecular-weight heparin（LMWH）　59

LVEF　23

M

MACE（major adverse cardiovascular event）　54

N

NF-κB　40

NT-proBNP　40, 43, 47, 49, 50, 70

P

PD-1　49

PD-L1　49

plasmin-alpha2-plasmin inhibitor complex（PIC）
　56

prothrombin fragment（PF1＋2）　56

pulmonary arterial hypertension（PAH）　63, 66

pulmonary veno-occlusive disease（PVOD）　63

Q

QT 延長　24

R

reactive oxygen species（ROS）　40

S

SGLT2 阻害薬　76

Src ファミリーキナーゼ　66

soluble fibrin monomer（SF）　56

T

thrombin-antithrombin complex（TAT）　56

TOURMALINE-AL1 試験　46

V

vascular endothelial growth factor（VEGF）　36

VEGF 阻害薬　68

venous thromboembolism（VTE）　56, 59

VEGF 阻害薬　68

vitamin K antagonist（VKA）　59

VWF 抗原量　57

和文索引

あ

アンジオテンシン受容体ネプリライシン阻害薬
　（ARNI）　76

アンジオテンシンⅡ受容体拮抗薬　24, 29, 76, 77

アンジオテンシン変換酵素阻害薬　24, 29, 76, 77

アントラサイクリン系薬剤　68, 77

い

イキサゾミブ　39, 45

イサツキシマブ　39

イダルビシン　69

イバブラジン　76

インフリキシマブ　54

う

右心カテーテル検査　64, 66

うっ血性心不全　50

え

エロツズマブ　39

エピルビシン　69

か

可溶性フィブリンモノマー　56

カルシウム拮抗薬　37

カルシニューリン–NFAT 経路　40

カルフィルゾミブ　39, 45

カルボプラチン　63

がんサバイバー　15, 16

がん治療関連心機能障害　13, 23, 32, 40

がん治療関連心血管毒性　13

カンデサルタン　78

き

器質的心疾患　73

キメラ抗原受容体遺伝子導入 T 細胞　39

胸水　64

強度変調放射線治療（IMRT）　24

虚血性心疾患　24, 50

け

経胸壁心臓超音波検査　63

劇症型心筋炎　49

血圧管理　36

血管新生阻害薬　36

血管内皮細胞増殖因子　36

こ

抗 CD38 抗体薬　39

抗 CTLA-4 抗体　50

抗 HER2 阻害薬　68, 74

抗 PD-1　49

抗 SLAMF7 抗体　39

抗凝固療法　59

抗胸腺細胞グロブリン（ATG）　54

高血圧　24, 36

好中球比率　49

さ

左室駆出率　28, 29, 32, 73

サリドマイド　39, 63

三尖弁逆流ピーク血流速　64

し

腫瘍循環器外来　16

腫瘍循環器学　13

循環器管理　14

循環器疾患　13

循環器リスク評価　14

小胞体ストレス　40

静脈血栓塞栓症　56, 59

心エコー図検査　28, 68, 76

心機能マネジメント　23

心筋生検　53

心筋シンチグラフィー　76

心血管イベント　31

心血管関連有害事象　40

心臓 MRI　20, 76

心電図検査　68

心毒性　68, 77

心不全　73, 75, 78

心保護薬　24, 29, 76, 77

心房細動　24, 47

心膜炎　50

す

スクリーニング　20

ステージ A 心不全　68

ステージ B 心不全　73, 75

ステロイド療法　53

せ

生活習慣病　24

た

ダウノルビシン　69

たこつぼ心筋症　50

ダサチニブ　63, 66

多発性骨髄腫　39, 45

ダラツムマブ　39

ち

チオテパ　63

中枢型深部静脈血栓症　59

直接作用型経口抗凝固薬　59

チロシンキナーゼ阻害薬　37, 63, 66

て

低分子量ヘパリン　59

デクスラゾキサン　14, 77

と

ドキソルビシン　69

トラスツズマブ　33

トロポニン　40, 49, 50, 70, 78

トロンビン・アンチトロンビン複合体　56

は

バイオマーカー検査　56, 68

肺血管拡張薬　66

肺血管抵抗　67

肺高血圧症　63, 66

肺静脈血栓症　63

肺塞栓症　59

肺動脈性肺高血圧症　63, 66

ひ

ビタミン K 拮抗薬　59

ふ

不可逆的心筋障害　68

ブスルファン　63

不整脈　24, 50

プラスミン-α_2プラスミンインヒビター複合体　56

プレドニゾロン　54

プロテアソーム阻害薬　39, 45, 69

プロテインホスファターゼ2A（PP2A）活性化　40

プロトロンビンフラグメント1+2　56

へ

平均肺動脈圧　67

ベバシズマブ　37

ペリンブドプリル　78

ペルツズマブ　33

ほ

房室ブロック　50

放射線照射　24

ボスチニブ　67

ポマリドミド　39

ボルテゾミブ　39, 45

み

ミトキサントロン　69

ミネラルコルチコイド受容体拮抗薬（MRB）　76

め

メチルプレドニゾロン　54

メルファラン　63

免疫チェックポイント阻害薬　49, 53

免疫調整薬　39

れ

レナリドミド　39

レニン・アンジオテンシン・アルドステロン（RAA）
　系阻害薬　37

ろ

6分間歩行距離　67

Onco-cardiology ガイドライン

2023 年 3 月 10 日　第 1 刷発行	編集者　日本臨床腫瘍学会,
2023 年 5 月 10 日　第 2 刷発行	日本腫瘍循環器学会

発行者　小立健太
発行所　株式会社 南 江 堂
　☎113-8410 東京都文京区本郷三丁目 42 番 6 号
　☎(出版) 03-3811-7236　(営業) 03-3811-7239
　ホームページ https://www.nankodo.co.jp/
　　　　　　　　印刷・製本 日経印刷
　　　　　　　　　　装丁 渡邊真介

Onco-cardiology Guideline
© Japanese Society of Medical Oncology, The Japanese Onco-Cardiology Society, 2023